特色中医外治法的挖掘

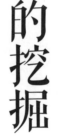

陈 峭 周晓玲 主编

广西科学技术出版社

U0397030

图书在版编目（CIP）数据

特色中医外治法的挖掘/陈峭，周晓玲主编. —南宁：广西科学技术出版社，2022. 8

ISBN 978-7-5551-1784-1

Ⅰ.①特… Ⅱ.①陈… ②周… Ⅲ.①外治法—研究 Ⅳ.①R244

中国版本图书馆CIP数据核字（2022）第128172号

特色中医外治法的挖掘

陈 峭 周晓玲 主编

责任编辑：袁 虹　　　　　　　　　　　　责任校对：苏深灿

装帧设计：韦娇林　　　　　　　　　　　　责任印制：韦文印

出 版 人：卢培钊

出版发行：广西科学技术出版社

社　　址：广西南宁市东葛路66号　　　　　邮政编码：530023

网　　址：http://www.gxkjs.com

经　　销：全国各地新华书店

印　　刷：广西雅图盛印务有限公司

地　　址：南宁市高新区创新西路科铭电力产业园　　邮政编码：530007

开　　本：787mm x 1092mm　　1/16

字　　数：218千字

印　　张：17

版　　次：2022年8月第1版

印　　次：2022年8月第1次印刷

书　　号：ISBN 978-7-5551-1784-1

定　　价：68.00元

编委会

前　言

中医是中华民族最耀眼的瑰宝，贯穿中华民族的历史，涉及各个文化领域。作为一门古老的医学，中医至今仍然散发着不朽的光芒。提到中医，人们首先想到的是苦涩的汤药，其实我国医学最早的养生治病之法是外治法。外治法就是现代人倡导的中医理疗方法，如砭石放血、草茎敷裹创伤、干草烤食御寒等分别是针法、敷贴、热熨法的前身。中医外治法有数千年的历史。针灸和推拿均属于中医外治法的范畴，在外治法中独树一帜，并作为我国的国粹走出国门，其他外治技术则散落民间。

《特色中医外治法的挖掘》一书是作者通过对特色外治技术和常用外治技术临床经验的有机整合，并结合相关文章和书籍，向读者揭示特色中医外治法的本质，展现中医学的瑰丽篇章。本书可以让读者认识到中医不仅作为一种博大精深的文化存在，还作为一种独特的实用医学而存在。

本书在编写过程中，广泛汲取了古代中医外治著作的精华，并与现代外治经验相结合，经过整理、归纳，去粗取精，介绍中医外治法的特色和基础知识，还从百姓生活的角度，对各种中医外治法的适应证、禁忌证及注意事项做了详细的介绍，同时还附有病案。本书可为医疗界同行提供参考和借鉴，也可作为广大中医爱好者强身健体的实用锦囊。

本书的出版在于探讨中医外治法的基本内容，书中如有不妥之处，敬请谅解，在此表示歉意和感谢。

目录

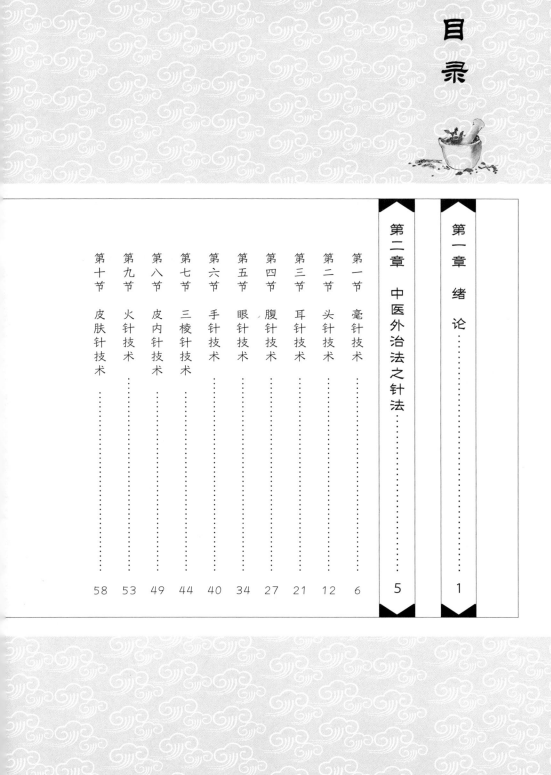

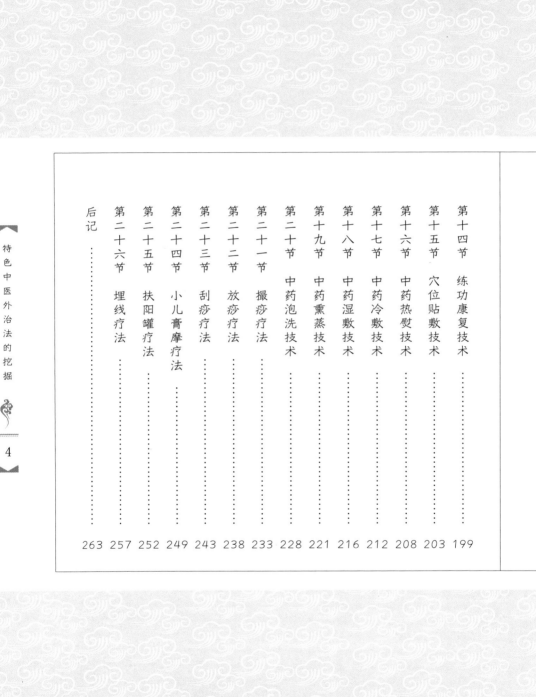

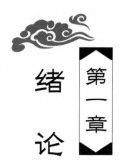

第一章 绪论

中医外治法是我国传统医学宝库中的重要组成部分，其发展源远流长。中医诊疗历来以中药内服为主，中药内服必须在望、闻、问、切及辨证论治精准的情况下才能发挥最大作用，但因中药内服在诊治过程中具有较强的主观性，且要求中医师必须具有扎实的基本功及丰富的诊疗经验，加之当前部分中医科班出身的医师在诊疗时以西药为主，中药为辅，更有甚者省去四诊和辨证过程，致使中药内服不能凸显特有的疗效。中医外治法具有简、便、廉、验等特点，在治疗各种疾病中发挥着不可小觑的优势。

目前，中医外治法丰富多彩，传统中医高等院校教授的中医外治法就不在少数，如毫针、耳针、三棱针、皮肤针、隔物灸、温针灸、拔罐、穴位贴敷等。此外，我国少数民族因风俗习惯不同，形成了各具特色的中医外治疗法，但追根溯源，与传统的中医外治法殊途同归。目前，关于中医外治法的动物实验及临床观察等已有大量研究。例如，通过中医推拿手法干预后的急性痛风性关节炎（AGA）模型大鼠外周疼痛介质发现，中医推拿手法能有效抑制AGA大鼠外周疼痛介质K^+、多巴胺、去甲肾上腺素的释放，从而证实中医推拿手法对AGA具有镇痛效果。智三针联合头针治疗中风后血管性认知障碍，能够提高临床疗效，改善认知功能。中药贴敷联合常规药物治疗可以改变强直性脊柱炎患者的活动指数、功能指数、晨僵持续时间、总体评价和评分，以及改善强直性脊柱炎患者的脊柱中轴功能（枕墙距、胸廓活动度、Schober试验），比单独使用常规药物疗效更好。中药消化膏（如炒炮姜、肉桂、胆南星、生半夏、生附子等）局部湿热敷疗法对乳腺增生有明显的疗效，能改善乳房疼痛，缩减肿块大小。穴位埋线疗法是在辨证选穴的指导下应用羊肠线对腧穴的持续弱刺激，可以明显改善腹泻型肠易激综合征肝郁脾虚证患者的肠道症状与大便性状，从而达到治疗疾病的目的。此外，诸如雷火灸、刮痧、天灸、理筋疗法、壮医药线点灸等，在治疗各类疾病中都具有独特的疗效。

我国清代医学家吴尚先以擅长膏药疗法等中医外治法闻名于世，其所著的《理瀹骈文》是我国第一部外治法专著。《理瀹骈文》记载："凡远近来者，日或一二百人，或三四百人，皆各以时聚。有舁有负，有扶掖有提携，或倚或蹲，或立或跪，或瞻或望，或呼或叫，或呻或吟，或泣或啼，拥塞于庭，待膏之救，迫甚水火。"膏药疗法作为中医外治法的一部分，其确切的疗效备受患者青睐。吴尚先认为，内治之理与外治之理有殊途同归之妙。《理瀹骈文》云："凡病多从外入，故医有外治法。经文内取外取并列，未尝教人专用内治也""外治之理，即内治之理，外治之药，亦即内治之药，所异者法耳"。因此，吴尚先认为《伤寒论》《金匮要略》及《世医得效方》等都可照方用于外治，外治法应以内治之理相参。他在临证中大量运用外治法治疗各种疾病，通过长期临床实践，肯定了外治法的可靠疗效。吴尚先强调外治法可以补内治法之不及。其谓："余初亦未敢谓外治必能得效，逮亲验万人，始知膏药治病无殊汤药，用之得法，其响立应。衰老稚弱尤非此不可……总之，内外治皆足防世急，而以外治佐内治，能两精者乃无一失。吾为医家计，似不可不备此外治一法。"中医外治法讲究辨证论治，先别阴阳。"外治必如内治者，先求其本，本者何？明阴阳，识脏腑也。"这说明导致疾病发生的根本原因在于气血阴阳的失调，无论采用外治法或内治法，都必须遵守以下原则：一审阴阳，二察四时五行，三求病机，四度病情，五辨病形。根据气血阴阳的变化，通过药物调节，使其归于平衡，从而达到治疗的目的。

综上所述，即使中医外治法种类繁多，各具特色，但不难发现其异曲同工之妙，其作用原理是通过调节人体阴阳平衡而达到治疗的目的。中医治疗疾病讲究天地人合参，因人、因地、因时制宜。对于各类中医外治法，我们既要区别它们的差异，又要归纳它们的相同之处，还要总结其不足之处，取其精华，弃其糟粕，在不同的临床实践中合理、灵活运用，使中医外治法取得更好的疗效。《黄帝内经》所言："是故圣人不治已病治未病，不治已乱治未乱，此之谓也。夫病已成而后药之，乱已成而后治之，譬犹渴而穿井，斗而铸锥，不亦晚乎？""上工治未病，中工治欲病，下工治已病。"在治未病方面，中医外治法更显优势，由于其见效快，操作简单，患者易于接受，在疾病预防中能得到更好地应用，因此在传承和弘扬中医文化中，中医外治法值得我们学习和推崇。

第二章

中医外治法之针法

第一节　毫针技术

一、起源与发展

毫针技术是指利用毫针针具，通过一定的手法刺激机体的穴位，疏通经络，调节脏腑，从而达到扶正祛邪、治疗疾病的目的。毫针技术主要用于治疗内科、外科、妇科、儿科等多种常见病、多发病。

《黄帝内经》所载施术针具有九针之分，毫针是九针之中应用最广泛、最具有代表性的针具。《黄帝内经》制定了针刺补泻的原则，创立了多种补泻手法。针刺补泻主要包括呼吸补泻、徐疾补泻和开阖补泻，迎随是所有针刺补泻中必须遵守的原则。《难经》创立了子午流注针法，是《黄帝内经》的有益补充。针刺技术，广义上是指针刺操作的全部施术过程，狭义上是指进针后到出针前的操作方法。对于针刺技术的研究有《烧山火针法的应用探究》《透天凉针刺手法古今文献探究》《杨继洲针刺手法学术渊源考辨》《针灸神书针刺手法规律研究》《明代医家针刺补泻手法的文献研究》等。

对于战国、秦、汉、晋、元和明代时期的针刺手法，一些研究者选取《黄帝内经》《难经》《针灸甲乙经》《针经指南》《针灸大全》《针灸问对》等著作进行比较，发现金元时期应用腧穴少而精，针刺手法多样，且创立的飞腾八法弥补了子午流注针法理论的不足。

现代医家对针刺手法的相关古籍做了大量的整理和研究，如陆寿康的《刺法灸法学》《针刺手法一百种》《针刺手法百家集成》《中国针灸技术方法》等，黄龙祥的《中国针灸学术史大纲》《中国针灸刺灸法通鉴》《中国针灸史图鉴》，以及邓良月与黄龙祥的《中国针灸证治通鉴》，等等，这些论著为传承与发展我国的针灸技术做出了较大的贡献。

二、主要特点和作用

（一）主要特点

（1）毫针技术可激发正气，调节自身机能。

（2）毫针技术起效快，适应证广。

（3）毫针技术无毒性，作用安全。

（二）作用

（1）毫针技术能疏通经络。疏通经络是指祛除经络瘀阻，使经络恢复畅通。疏通经络是针灸最基本和最直接的治疗作用。

（2）毫针技术能调和阴阳。调和阴阳是指使患者机体从阴阳失衡状态向平衡状态转化。调和阴阳是针灸治疗的根本目的。

（3）毫针技术能扶正祛邪。扶正祛邪是指扶助机体正气，祛除病邪。

三、操作流程

1.消毒

在针刺前必须做好针具、腧穴部位及医生手部的消毒。

2.进针

在进针时，应双手配合，用右手的拇指、食指和中指夹持针柄，左手按压针刺部位，固定腧穴部位的皮肤。临床常用以下几种毫针进针方法：

（1）指切进针法。用左手拇指或食指的指甲切按腧穴部位的皮肤，右手持针，将针尖紧靠左手指甲边缘并迅速刺入。

（2）舒张进针法。用左手拇指、食指将所刺腧穴部位的皮肤撑开、绷紧，右手持针刺入。该方法主要用于皮肤松弛部位的腧穴。

（3）提捏进针法。用左手拇指、食指将欲刺腧穴两旁的皮肤捏起，右手持针从捏起的皮肤上端刺入。该方法主要用于皮肉浅薄部位的腧穴，如印堂穴等。

（4）夹持进针法。左手拇指、食指持消毒干棉球，裹于针体下端，露出针尖，然后将针尖固定在所刺腧穴的皮肤表面，右手捻动针柄，两手同时用力，将针刺入腧穴。该方法主要用于较长毫针的进针。

3.行针与得气

毫针进针后，施行提插、捻转等行针手法，使之得气，并进行补泻。得气，又称针感，是指将针刺入腧穴后所产生的经气感应。当产生经气感应时，医生会感到针下有沉紧的反应；同时，患者出现酸、麻、胀、重等感觉。得气与否及得气的快慢，直接关系到针刺的治疗效果。常用的行针手法有以下两种：

（1）提插法。提插法是将针刺入腧穴部位后，使针在穴内上下提插的操作方法。将针从浅层向下刺入深层为插，由深层向上退至浅层为提。

（2）捻转法。捻转法是将针刺入一定深度后，用右手拇指、食指和中指夹持针柄，进行前后旋转捻动的操作方法。

4.留针与出针

医生可根据患者的病情确定留针时间，一般病症可酌情留针15～30分钟。出针时，用左手拇指、食指按压针孔周围的皮肤，右手持针做轻微捻转，慢慢将针提至皮下，然后将针起出，并用无菌干棉球按压皮肤表面的针孔，防止出血。

四、疗程

毫针技术为每天施针1次，每次留针20～30分钟，10次为1个疗程。

五、适应证

毫针技术适用于中风、脑动脉硬化症、头晕、小儿麻痹症、失眠、神经症、更年期综合征、面神经麻痹、三叉神经痛、肋间神经痛、神经性头痛、坐骨神经痛、肩周炎、颈椎肥大、腰椎肥大、腰痛、腰肌劳损、风湿性关节炎、便秘、腹泻、胃痛、呃逆、尿潴留、月经不调、痛经、落枕、湿疹、皮肤瘙痒、牙痛、慢性鼻炎等各种急性、慢性疾病的治疗。

六、注意事项和禁忌证

（一）注意事项

（1）患者在过于饥饿、劳累及精神过度紧张时，不宜立即进行毫针针刺。

（2）对于身体虚弱、气血亏虚的患者，针刺时手法不宜过强，并尽量让患者采取卧位。

（3）对胸、胁、腰、背脏腑所居之处的腧穴，不宜深刺。

（4）针刺眼区和颈部穴位（如风府、哑门等）时，须注意掌握针刺的角度和深度，不宜大幅度提插、捻转和长时间留针，避免伤及重要的组织器官。

（5）对于尿潴留患者，针刺小腹腧穴时，应避免深刺。

（6）年老体弱者针刺时应尽量采取卧位，取穴宜少，手法宜轻。

（二）禁忌证

（1）孕妇不宜在下腹、腰骶部及合谷、三阴交、至阴等部位和腧穴进行针刺。

（2）小儿囟门未合时，不宜针刺头顶部的腧穴。

（3）皮肤感染、溃疡或肿瘤部位不宜针刺。

（4）有出血倾向者，慎行针刺。

七、治疗后的生理反应及异常情况处理

（一）生理反应

患者自觉针刺部位有酸、麻、胀、重等得气反应，有时出现热、凉、痒、痛、抽搐、蚁行感等反应，有时出现反应沿着一定方向和部位传导、扩散等现象。医生的刺手能感觉到针下沉紧、涩滞或针体颤动等反应。若针刺后未得气，患者则无任何特殊感觉或反应，医生刺手亦感觉到针下空松、虚滑。

（二）异常情况处理

1.晕针

晕针多见于初次接受针刺的患者，由于精神紧张、体位不适、针刺刺激过强等，患者突然出现头晕目眩、面色苍白、心慌出汗、晕厥等症状。医生应立即停止针刺，将针全部起出，让患者去枕平卧，可指掐或针刺水沟、素髎、内关、合谷、太冲、足三里、涌泉等急救穴，并采取其他必要的处理措施。

2.滞针

由于患者精神紧张，或针刺后患者因疼痛导致局部肌肉痉挛，或进针后患者体位变动，使肌肉纤维缠绕针体，导致行针时或留针后针下涩滞，行针或出针困难，使患者感到疼痛。医生应嘱咐患者放松，或在滞针腧穴附近进行循按或扣弹针柄，或在附近再刺一针。

3.弯针

由于医生手法不熟练，或针下碰到坚硬的组织，或留针时患者体位变动，或滞针处理不当，使针柄改变进针或留针时的方向，导致行针及出针困难，使患者感到疼痛。医生应停止行针，将针顺着弯曲的方向缓慢退出。

4.断针

由于针具质量不佳，或行针时过于用力，使针折断在患者体内。医生应立即用左手拇指、食指在针旁按压皮肤，使针的残端暴露于体外，右手拿镊子将针拔出。若针的折断部分深入皮肤时，应在X射线下定位，通过手术取出。

5.血肿

由于针具刺破血管导致皮下微量出血，局部出现青紫或包块，一般不必处理，可自行消退。若局部肿胀、疼痛剧烈，可采用先冷敷后热敷的方法进行处理。

6.气胸

由于针刺胸部、背部和锁骨附近的穴位过深，胸腔和肺组织被刺穿，气体积聚胸腔而导致气胸，患者出现胸痛、胸闷、呼吸困难等。一旦发生气胸，医生应立即起针，并让患者采取半卧位休息，切勿恐惧而翻转体位。一般漏气量少者，可自然吸收；对于严重病例，须及时组织抢救，如胸腔排气、少量慢速输氧等。

【病案举例】

1.毫针技术治疗腕关节挫伤

某患者，女，43岁，自诉10天前骑自行车摔倒，右手着地导致腕关节挫伤，伤后疼痛难忍，到某中医院拍X射线片示无骨折，服用跌打损伤药及外贴伤湿止痛膏无效而来就诊。查体：右腕关节轻微肿胀，整个腕关节出现广泛性压痛。

采用毫针技术治疗，按上病下取法，取健侧的太溪穴，先用手指点按，患者感觉疼痛减轻，然后随咳进针，行针得气犹如鱼吞钩。患者活动患部，针入而痛止，留针20分钟后出针，肿痛皆无，治疗1次后痊愈。

2.毫针技术治疗急性腰扭伤

某患者，男，49岁，1周前因搬运重物导致腰部扭伤，疼痛难忍，到某中医院行针灸治疗，效果不明显而来诊。查体：患者左侧腰部靠近肾区大面积压痛。

采用毫针技术治疗，取健侧即右侧中渚穴针刺，先用手指点按1分钟，患者感觉疼痛减轻，再随咳进针，得气后患者不时活动腰部，带针行走，留针30分钟后出针，治疗1次后病愈。

3.毫针技术治疗曲泽穴压痛

某患者，男，45岁，自诉2009年7月在空调房间停留时间过久，感觉右侧胳膊回弯处中心点附近疼痛，做甩手动作时痛更甚。初时不在意，未做特殊处理，迁延4个月后疼痛加重而来诊。查体：右侧曲泽穴有明显压痛，局部无红肿。

采用毫针技术治疗，按右病左取法，取左侧曲泽穴，先用手指点按，患者感觉疼痛减轻后再针刺，平补平泻，随咳进针，得气后活动患部，不留针。1次治疗后痛减大半，2次治疗后痊愈。

第二节　头针技术

一、起源与发展

头针技术是指在头皮特定部位进行针刺的一种治疗技术，适用于脑源性疾病（如中风、癫病）及痛证等病症的治疗。明代著名医学家张景岳称："五脏六腑之精气，皆上升于头。"头内所容之脑为"髓之海""无神之府"，而髓为肾之所主，与先天之本直接相关。头部又为清明之府，诸阳之会，经络集中，腧穴密布，与全身气血、脏腑、经络有密切关系。

头针技术的理论依据有两个：一是中医脏腑经络理论，二是大脑皮质功能定位。头针技术是在传统针灸理论基础上发展而来的。《素问·脉要精微论》指出："头者，精明之府。"头为诸阳之会，手足六阳经皆上循于头面，六阴经中手少阴经与足厥阴经皆循行于头面部，所有阴经经别和阳经相合后亦上达于头面。头针技术治疗疾病的记载始于《黄帝内经》，后世的《针灸甲乙经》《针灸大成》等文献中有关头部腧穴治疗全身疾病的内容则更加丰富。

随着医学理论的发展和临床实践的不断积累，头针的穴线定位、适用范围和刺激方法逐渐形成体系，头针技术已成为世界针灸临床常用的治疗方法之一。头针技术自成一门体系，始于20世纪50年代后期至70年代初，通过各地针灸工作者的实践、推广，目前头针技术日趋完善，并被人们接受。头针技术发展至今，已逐渐形成风格各异的流派，其疗效与影响良好，主要有山西焦顺发的头针疗法，陕西方云鹏的头针疗法，上海汤颂延的头针疗法，南京张鸣九的头部经穴疗法，以及北京朱明清的头皮针疗法，等等。

二、主要特点和作用

（一）主要特点

1.经穴头针

经穴头针根据脏腑经络理论，在辨证论治和整体观的指导下，制定头针处方，刺激相应的穴位以治疗疾病。经穴头针趋于刺法和施针手法的创新，如朱氏头针的执气和进气手法，于氏头针的丛刺法，靳三针的排刺法，还有其他医家的"井"字刺法、八卦刺法、接力刺法等。

2.反射头针

反射头针根据神经系统原理，将大脑皮层功能定位对应的头皮反射区作为刺激区，进而治疗相对应受损区域所引起的疾病和症状，其重点突出功能定位，主治较专一。

3.国标头针

国标头针结合脏腑经络理论和大脑皮层功能定位反射区，划分头部的刺激区，进而治疗相对应的受损区域所引起的疾病和症状。其刺激区有规范的定位和主治作用。

（二）作用

（1）头针技术能调节全身各部位的血液循环，疏通经络。

（2）头针技术能达到预防和治疗疾病的作用。

（3）头针技术能缓解疲劳，提高睡眠质量。

三、操作流程

（一）进针

1.进针角度

一般宜在针体与皮肤呈30°左右进针，然后平刺进入穴线内。

2.进针速度

将针迅速刺入皮下，当针尖到达帽状腱膜下层时，指下感到阻力减小，然后使针与头皮平行，根据不同穴线刺入不同深度。

3.进针深度

进针深度宜根据患者具体情况和处方要求而定。一般情况下，针刺入帽状腱膜下层后，使针体平卧，进针深度以3 cm左右为宜。

（二）行针

1.捻转

在针体进入帽状腱膜下层后，医生的肩、肘、腕关节和拇指固定不动，以保持毫针相对固定，食指第一、第二节呈半屈曲状，用食指第一节的桡侧面与拇指第一节的掌侧面持针柄，然后食指掌指关节做伸屈运动，使针体快速旋转。捻转频率为90次/分钟左右，持续2～3分钟。

2.提插

手持毫针沿皮刺入帽状腱膜下层，将针向内推进3 cm左右，保持针体平卧，用拇指、食指紧捏针柄进行提插，指力应均匀一致，幅度不宜过大，如此反复操作，持续3～5分钟。提插的幅度与频率应根据患者的病情而定。

（三）留针

1.静留针

在留针期间不再施行任何针刺手法，使针体安静而自然地留置在头皮内。一般情况下，留针时间为15～30分钟。如症状严重、病情复杂、病程较长者，可留针2小时以上。

2.动留针

在留针期间，间歇、重复地施行相应手法，以加强刺激，能在较短时间内获得即时疗效。一般情况下，在15～30分钟内间歇行针2～3次，每次2分钟左右。

3.出针

先缓慢出针至皮下，然后迅速拔出。拔针后必须用消毒干棉球按压针孔，以防出血。

四、疗程

头针技术宜每天或隔天施针1次，10～15次为1个疗程。休息5～7天后，再行下1个疗程。

五、适应证

1.中枢神经系统疾患

头针技术可用于治疗中枢神经系统疾患，如由脑血管病引起的偏瘫、失语、假性延髓性麻痹，小儿神经发育不全和脑性瘫痪，颅脑外伤后遗症，脑炎后遗症，癫痫，帕金森病等。

2.精神病症

头针技术可用于治疗精神病症，如精神分裂症、紧张性综合征、更年期精神紊乱、抑郁症、癔症、失眠等。

3.疼痛和感觉异常

头针技术可用于治疗疼痛和感觉异常，如头痛、三叉神经痛、肩周炎、腰腿痛等各种急性、慢性疼痛病症，亦可用于治疗由多发性神经炎引起的肢体远端麻木，以及皮肤瘙痒、荨麻疹、皮炎等。

4.皮质内脏功能失调

头针技术可用于治疗皮质内脏功能失调，如高血压、冠心病、溃疡病、男子性功能障碍、妇女功能性月经不调，以及神经性呕吐、功能性腹泻、脱发、眩晕、耳鸣等。

六、注意事项和禁忌证

（一）注意事项

（1）留针时针体应露出头皮，不宜触碰留置在头皮下的毫针，避免折针、弯针。如局部不适，可稍微退出0.33～0.67 cm。对患有严重心脑血管疾病，需要留针时间较长者，应加强监护，避免发生意外。

（2）行针捻转时应注意观察，防止患者发生晕针等不良反应。对精神紧张、过饱、过饥者应慎用，不宜采取强刺激手法。

（3）头皮较紧密部位常易遗忘所刺入的毫针，起针时须反复检查。

（4）长时间留针并不影响肢体活动，在留针期间可嘱患者配合运动，提高临床疗效。

（5）因头皮血管丰富，施针时应注意防止出血。

（二）禁忌证

（1）囟门和骨缝尚未骨化的婴儿，不应采用头针技术。

（2）头部颅骨缺损处或开放性脑损伤部位，头部严重感染、溃疡、瘢痕者，不应采用头针技术。

（3）患有严重心脏病、重度糖尿病、重度贫血、急性心肌炎症和心力衰竭者，不应采用头针技术。

（4）中风患者急性期，如由脑血管意外引起昏迷、血压过高时，暂不宜采用头针治疗，待血压和病情稳定后方可行头针治疗。

七、治疗后的生理反应及异常情况处理

（一）生理反应

患者自觉针刺部位有酸、麻、胀、重等得气反应，有时出现热、凉、痒、痛、抽搐、蚁行感等反应，有时出现反应沿着一定的方向和部位传导、扩散等现象。医生的刺手能感觉到针下沉紧、涩滞或针体颤动等反应。若针刺后未得气，患者则无任何特殊反应，医生的刺手感觉到针下空松、虚滑。

（二）异常情况处理

1.晕针

晕针多见于初次接受针刺的患者，由于精神紧张、体位不适、针刺刺激过强等，患者突然出现头晕目眩、面色苍白、心慌出汗、晕厥等症状。医生应立即停止针刺，将针全部起出，让患者去枕平卧，可指掐或针刺水沟、素髎、内关、合谷、太冲、足三里、涌泉等急救穴，并采取其他必要的处理措施。

2.滞针

由于患者精神紧张，或针刺后患者因疼痛导致局部肌肉痉挛，或进针后患者体位变动，使肌肉纤维缠绕针体，导致行针时或留针后针下涩滞，行针或出针困难，使患者感到疼痛。医生应嘱咐患者放松，或在滞针腧穴附近进行循按或扣弹针柄，或在附近再刺一针。

3.弯针

由于医生手法不熟练，或针下碰到坚硬的组织，或留针时患者体位变动，或滞针处理不当，使针柄改变进针或留针时的方向，导致行针及出针困难，使患者感到疼痛。医生应停止行针，将针顺着弯曲的方向缓慢退出。

4.断针

由于针具质量不佳，或行针时过于用力，使针折断在患者体内。医生应用左手拇指、食指在针旁按压皮肤，使针的残端暴露体外，右手用镊子将针拔出。若针的折断部分深入皮肤时，应在X射线下定位，采用手术取出。

【病案举例】

1.头针技术治疗眼睑下垂

某患者，女，64岁，2016年4月15日因突发右侧眼睑下垂5天，加重1天后入院治疗。查体：右侧眼睑下垂，完全遮盖眼球，双侧瞳孔等大、等圆，直径3 mm，对光反射灵敏，右眼球上视不到位，右侧角膜反射减弱，双侧鼻唇沟对称，伸舌居中，四肢肌力、肌张力正常，双侧巴氏征阴性。辅助检查：头颅及颈部计算机体层摄影血管造影（CTA）提示脑血管未见异常，双侧颈内动脉虹吸部部分管壁钙化斑块形成，管腔轻微变窄；头颅磁共振成像（MRI）提示右侧顶叶可见斑片状异常信号影，多系缺血灶，轻度脑萎缩；眼底照相提示双眼晶体浑浊，眼底模糊，可见动脉轻度硬化；动态血压提示平均血压133/76 mmHg，清晨血压141/79 mmHg，糖化血红蛋白5.60%；口服葡萄糖耐量试验提示空腹血糖6.12 mmol/L，餐后2小时血糖7.56 mmol/L。

西医诊断：不完全性右侧动眼神经麻痹，糖耐量异常，高血压1级（高危），尿路感染，再生障碍性贫血，骨质疏松症。中医诊断：睑废（脾胃亏虚型）。患者经西医治疗后症状无缓解，于4月25日转入康复科治疗。

治疗方式：采用头针顶颞后斜线、枕上正中线、枕上旁线治疗，留针25分钟；实行足底按摩，对眼睛及头部的反射区点穴重按5分钟，局部电针刺激25分钟，电针穴位为睛明、印堂、丝竹空、瞳子髎、阳白、鱼腰、足三里。

治疗时间：1周的强化治疗，每天1次。1个月的中期持续治疗，每周2~3次。经治疗后，患者右侧眼睑可以自然睁开和闭合，症状明显改善后出院，嘱其自揉上述穴位。至今随访3次，病情稳定，未见复发。

2.头针技术治疗眼睑下垂及复视

某患者，男，70岁，2017年2月24日因右侧眼睑下垂及复视6天入院治疗。查体：右侧眼睑下垂，双侧瞳孔等大、等圆，对光反射灵敏，右眼球上视、下视、内收不到位，双侧鼻唇沟对称，伸舌居中，四肢肌力、肌张力正常，双侧巴氏征阴性。辅助检查：头颅及颈部CTA提示中桥、脑桥前缘、延髓周围见增多、增粗、迂曲异常血管影，C1～C4脊髓前动脉增粗，多系血管畸形，供血动脉主要为椎动脉；双侧大脑后动脉P1段未见显示，双侧后交通动脉稍增粗、开放，多系解剖变异；右侧椎动脉颅内段较对侧纤细，双侧颈总动脉、颈外动脉起始段及双侧颈内动脉海绵窦段管壁可见钙化斑块形成，管腔轻度狭窄；头部增强MRI提示双侧额叶、双侧枕叶、顶叶、半卵圆中心斑点状、斑片状异常信号，考虑缺血灶，脑白质脱髓鞘，脑萎缩改变，扫及桥前池区域见增多、迂曲流空血管影；眼底照相未见异常；动态血压提示平均血压155/86 mmHg，最高血压178/130 mmHg，糖化血红蛋白7.80%；口服葡萄糖耐量试验提示空腹血糖7.95 mmol/L，餐后2小时血糖12.71 mmol/L。

西医诊断：右侧动眼神经麻痹（糖尿病周围神经病变），2型糖尿病，高血压3级（极高危），脊髓前动脉血管畸形。中医诊断：睑废（脾肾阳虚型）。西药给予甲钴胺营养神经，胰激肽原酶改善微循环，以及降血压、控血糖等对症治疗后仍无好转，于3月2日转入康复科继续治疗。

治疗方式：采用头针顶颞后斜线、枕上正中线、枕上旁线治疗，留针25分钟；实行足底按摩，对眼睛及头部的反射区点穴重按5分钟，局部电针刺激25分钟，电针穴位为睛明、印堂、瞳子髎、阳白、鱼腰、肾俞、脾俞、三阴交。

治疗时间：1周的强化治疗，每天1次。1个月的中期持续治疗，每周2～3次。经治疗后，患者复视及眼睑下垂症状明显好转。半年后随访，眼睑恢复正常，复视症状逐渐减轻。

第三节　耳针技术

一、起源与发展

藉耳诊治病症在我国有悠久的历史和丰富的经验。早在《阴阳十一脉灸经》中就有关于耳脉的记载，在《黄帝内经》中至少有30处提到藉耳诊治病症的经验和理论。历代医学著作和民间流传的藉耳诊治病症的经验也很丰富，仅历代文献记载的耳穴就有窗笼、耳中、耳尖、郁中、耳背等。历代医家通过刺激耳壳治疗头痛、眼病、气喘、胃痛等多种病症。《厘正按摩要术》一书中记载了张筱衫用于诊断病症的耳背分属五脏图；多年前，山西运城的孙三爷因擅长针刺耳壳治病而声名远扬；1956年，山东省莱西县卫生院曾在《中级医刊》上发表了他们验证民间经验"针刺耳轮三点治疗急性扁桃体炎"的文章。法国外科医师P.Nogier提出分布有42穴的形如倒置胎儿的耳穴图，促进了耳针技术的系统化发展，并激发了中国医师、学者研究耳针技术的热情，使耳针技术迅速成为中国城乡普及针灸的内容之一。

近年来，我国在耳针技术的临床和实验研究方面均做了大量的工作，将耳针技术推上了一个新台阶。我国医务工作者通过学习P.Nogier的耳穴图，不断总结我国医学藉耳诊治病症的经验，对耳针技术进行了实践和推广。通过耳针技术治疗的病症超过300种，发现耳针技术对治疗急性疼痛、腮腺炎、支气管炎、哮喘、肾绞痛、胆石症、皮肤病等近100种病症具有较好的效果。此外，在耳针的刺激方法中增加了电针、耳穴注射、埋针、放血及耳灸、耳穴贴压、耳穴贴膏、按摩、磁疗、微型耳体电失衡治疗、魔针、光针、超声等，使耳穴治病向无痛化迈出了一大步。同时，我国在耳穴辅助诊断病症方面积累了丰富的经验，尤其在耳壳视诊、耳穴压痛、电探穴与微电脑相结合、耳穴多维电特性的研究及耳穴染色等方面均有所成效。

二、主要特点和作用

（一）主要特点

1.应用范围广

耳针技术具有调节神经平衡、镇静止痛、疏通经络、调节气血阴阳、强身健体等功能。耳针技术在临床应用的范围较广，不仅用于治疗许多功能性疾病，还对部分器质性疾病有一定疗效。

2.副作用少

耳针技术是一种比较安全的治疗方法，也是一种自然疗法，它不会刺伤内脏，也不会发生滞针、折针等现象，同时还可以避免药源性疾病的发生。

3.能治能防

实践证明，耳针技术可以激发人体潜能，提高人体免疫力，增强抗病能力。耳针技术既可以治病，又可以防病。

（二）作用

（1）耳针技术具有预防和治疗疾病的作用。

（2）耳针技术能益气补血，提神醒脑。

（3）耳针技术能提高人体免疫力。

三、操作方法

（一）选穴

（1）根据患者所患疾病选穴，如胃痛选胃穴，肺病选肺穴，肩痛选肩穴。

（2）根据中医理论选穴，如皮肤病选肺穴，是根据肺主皮毛的理论；耳鸣选肾穴，因肾开窍于耳；偏头痛选胆穴，因胆经循行时上抵头角，循行于侧头；目赤肿痛选肝穴，因肝开窍于目。

（3）根据现代医学理论选穴，如月经不调选内分泌穴，失眠选神门穴，心律失常选心穴，高血压选降压沟。

（4）根据临床经验选穴，如目赤肿痛选耳尖穴。

（二）刺法

在耳穴上确定穴位或寻找反应点后进行常规消毒。根据需要选用长15 mm短柄毫针或特定的图钉形揿针。进针时用左手固定耳郭，右手进针，进针深度以穿破软骨但不透过对侧皮肤为度，留针15～30分钟。出针后用消毒干棉球压迫针孔，防止出血。必要时涂乙醇或碘附，防止感染。揿针须外敷胶布，留针1～2天。如采用耳穴压丸法，则用一手固定耳郭，另一手用镊子夹取耳穴压丸贴片贴压于耳穴，并适度按揉，再根据病情嘱患者定时按揉，留针时间2～4天。

四、疗程

耳针技术宜每周治疗2次，每次留针1～2天，因病而异确定疗程。

五、适应证

1.疼痛性疾病

耳针技术可用于治疗疼痛性疾病，如各种扭伤、挫伤等外伤性疼痛，头痛、肋间神经痛等神经性疼痛，手术后伤口痛，以及胃痛、胆绞痛等内脏疼痛。

2.炎性疾病及传染病

耳针技术可用于治疗炎性疾病及传染病，如急性结肠炎、慢性结肠炎、牙周炎、咽喉炎、扁桃体炎、胆囊炎、流感、百日咳、菌痢、腮腺炎等。

3.功能紊乱性疾病

耳针技术可用于治疗功能紊乱性疾病，如胃肠神经官能症、心脏神经官能症、心律不齐、高血压、眩晕症、多汗症、月经不调、遗尿、神经衰弱、癔症等。

4.过敏及变态反应性疾病

耳针技术可用于治疗过敏及变态反应性疾病，如荨麻疹、哮喘、过敏性鼻炎、过敏性结肠炎、过敏性紫癜等。

5.内分泌代谢紊乱性疾病

耳针技术可用于治疗内分泌代谢紊乱性疾病，如甲状腺功能亢进或减退、糖尿病、肥胖症、更年期综合征等。

6.其他

耳针技术可用于催乳、催产，预防和治疗输血、输液的不良反应，还可用于延缓衰老、防病保健等。

六、注意事项和禁忌证

（一）注意事项

（1）耳针技术治疗疼痛性疾病及功能紊乱性疾病通常作为辅助技术，临床上须根据病情与各专科治疗方法相结合，以防延误病情。

（2）严格消毒，预防感染。耳郭冻伤或有炎症的部位禁止施针。若针眼发红、耳部胀痛，应及时用2%碘酒涂擦，或口服消炎药。

（3）耳针技术可发生晕针现象，须注意预防和处理。

（4）对于扭伤及肢体活动障碍的患者，采用耳针技术施针时，须待耳郭充血、发热后，宜嘱患者适当活动患部，或在患部按摩、加灸等，可提高疗效。

（二）禁忌证

（1）对于有习惯性流产史的孕妇，不宜采用耳针技术。

（2）对于年老体弱、严重贫血、过度疲劳者，不宜采用耳针技术。

（3）对于耳局部皮肤破溃、感染者，不宜采用耳针技术。

七、治疗后的生理反应及并发症

（一）生理反应

患者自觉针刺部位有酸、麻、胀、重等得气反应，有时出现热、凉、痒、痛、抽搐、蚁行感等反应，有时出现反应沿着一定的方向和部位传导、扩散等现象。医生的刺手能感觉到针下沉紧、涩滞或针体颤动等反应。若针刺后未得气，患者则无任何特殊感觉或反应，医生的刺手感觉到针下空松、虚滑。

（二）并发症

耳针技术治疗的并发症有耳软骨膜炎、败血症等，其主要致病菌是葡萄球菌。

【病案举例】

1.耳针技术治疗右侧耳鸣

某患者，女，47岁，1992年1月3日初诊，两个月前因情志不畅，出现右侧耳鸣，耳后部疼痛，伴有头晕，烦躁易怒，夜寐不安，胸闷，善太息。舌苔薄、黄腻，脉弦。

辨证：患者因情志不畅，肝郁化火，火热上逆则耳鸣、头晕、耳后痛。肝热扰及心神则烦躁易怒，夜寐不安。肝主疏泄，肝郁则胸闷、善太息。舌苔薄、黄腻，脉弦，为肝火旺盛之象。

治则：疏肝解郁，清热养阴。

方药：龙胆泻肝汤加减，龙胆草12g，炒山栀10g，羌活10g，防风10g，川芎10g，当归12g，菊花12g，半夏12g，厚朴10g，茯苓15g，紫苏梗6g，共8剂，水煎服。

取穴：双侧肝俞，右侧翳风，右侧听宫或听会，左侧期门，膻中，左侧内关，右侧太冲。

手法：捻转、提插、开阖补泻，泻肝俞不留针，膻中用合谷刺法，使针感到两胁。余穴留针20分钟。

1992年1月14日复诊，上法治疗两次后，耳后部疼痛消失，头晕症状减轻，但耳鸣如前，睡眠质量差。

取穴：双侧肝俞，双侧安眠，右侧听宫，右侧率谷，左侧期门，右侧会宗，左侧中渚，右侧太冲。

手法：同上。

1992年1月28日复诊，已针1个疗程，耳鸣声减小，间隔时间延长，但劳累后易复发。舌苔薄白，脉沉弦。

取穴：双侧肝俞，双侧肾俞，右侧翳风，右侧听会，右侧率谷，左侧会宗，左侧中渚，右侧三阴交。

手法：同上。泻肝俞、补肾俞不留针，余穴留针20分钟。

针两个疗程，偶有耳鸣，鸣声低沉，余症悉除，停针。

2.耳针技术治疗双侧耳鸣

某患者，男，53岁，1991年10月5日初诊，1个月前因外出劳累，两耳突发耳鸣，如钟鼓声，按压耳前则鸣声减小，劳累后加重，平素腰酸痛，下午为甚，头沉，睡眠质量差，口干，烦躁。外院检查诊断为神经性耳鸣，服中西药无效。舌苔薄白，脉沉缓，左关弦。

辨证：腰为肾之府，患者平素腰部酸痛，为肾阴亏之证，肾阴不足，不能滋养肝本，肝火从上，经气闭阻，故见耳鸣、头沉、口干、烦躁、睡眠质量差等症状。

治则：补益肝肾，开窍聪耳。

取穴：双侧肾俞，双侧肝俞，双侧翳风，左侧会宗，左侧中渚，右侧足临泣，右侧太溪。

手法：补肾俞、泻肝俞不留针，余穴用捻转、提插，留针20分钟。

1991年10月12日复诊，上法治疗3次后，耳鸣呈间断性发作，下午较明显，头沉、口干的症状已减轻。舌脉同前。

取穴：双侧肾俞，双侧肝俞，双侧听宫，双侧率谷，左侧会宗，左侧中渚，右侧三阴交。

手法：同上。

1991年10月19日复诊，左侧耳鸣已消失，仅在下午偶有耳鸣，余症皆减。舌苔薄白，脉沉缓。

取穴：双侧肾俞，双侧听宫，右侧率谷，左侧会宗，左侧中渚，左侧三阴交。

手法：同上。

共针10次，双侧耳鸣完全消失，半年后随访，未见复发。

第四节　腹针技术

一、起源与发展

由于腹部的特殊构造及与脏腑的特殊关系，历代医家对腹部治疗方法进行了许多摸索，如太极六合针法、脐针疗法、揉腹疗法、贴脐疗法、敷脐疗法等，我国著名中医针灸学家薄智云教授的腹针疗法便是在此基础上发展而来的。薄智云教授在一次诊疗中偶然发现针刺腹部穴位对腰腿痛有奇效，这使他深受启发，从此以后，他不断积累和总结腹穴治疗疾病的经验。通过反复的临床实践，腹针技术的优点逐渐显现。不少患者反映经过腹针技术的治疗，原有的病症得到了较大改善。经过长期的临床经验积累，薄智云教授认识到由腹针引起的腹痛主要与由腹针引起的内脏牵拉痛或放射痛有关，而且这种疼痛与针刺的深度也有关系。临床疗效不仅取决于选穴是否合理，还取决于针刺的深浅。如何避免疼痛，又能提高疗效？这个问题的提出促进了浅、中、深3种腹针刺法的产生，符合中医病邪深浅病位学说的原理，也使得腹针技术的研究慢慢步入了正轨。

1993年，薄智云教授在《北京中医》发表文章，他认为腹部存在着先天经络，提出"以神阙为核心的大腹部还拥有一个被人们忽略的全身高级调控系统"。先天经络系统的提出完善了经络系统的理论，为针灸学科的发展提供了许多宝贵的临床资料和理论依据，促进了学科的发展。人们对腹穴的实验研究成果和临床经验，对腹针技术的形成产生了一定影响，到20世纪80年代末，形成了以神阙调控系统为核心的腹针理论，之后又经过数千人次的临床试验和反复印证，最终形成了在临床上以治疗慢性病、疑难病为主的有广泛适应证和较好疗效的腹针治疗体系。

二、主要特点和作用

（一）一般特点

腹针技术具有理论创新、方法独特、操作简便、安全无痛、适应证广、疗效显著的特点。

（二）临床特点

腹针技术表现为处方标准化、操作规范化、辨证条理化。

（三）作用

针刺腹部穴位可以激活人体先天与后天的经络系统，调节气血生成散布，在生理状态下能保障脏腑功能正常运转，在病理状态下能扶正祛邪。

三、操作流程

（一）定位及主治

腹部以神阙为中心，从中庭至曲骨的水平直线为腹纵线（前正中线），由神阙通过两个天枢穴延伸的水平直线为腹横线。腹部尺寸为神阙至中庭8寸，神阙至曲骨5寸，神阙至腹外缘水平线6寸。腹部的经穴有48个，分布在任脉、足少阴肾经、足阳明胃经、足太阴脾经、足厥阴肝经及足少阳胆经中。腹部的经外奇穴有45个（分布在前正中线上10个，腹部正面17个，腹部侧面18个），新穴9个。

（二）操作方法

1.取穴法

（1）经络取穴法。根据经脉在腹部的分布特点，选取相应经脉、同名经脉或表里经的腹部腧穴治疗。例如，面痛、牙痛、膝关节外侧疼痛等属于胃经病变，可选取腹部足阳明胃经治疗；手阳明大肠经循行部位前臂、腕部疼痛，可选取同名经脉足阳明胃经滑肉门治疗。

（2）定位取穴法。定位取穴法，又称全息取穴法，即以腹部生物全息影像图为取穴依据，根据疾病所在部位选取相应腹部穴位治疗，如头面之疾取中脘、阴都等，颈部之疾取下脘、商曲等，腰椎之疾取气海、关元等。

（3）八卦辨证取穴法。根据腹部八卦定位及脏腑所主选穴。例如，心肾不交出现虚烦不眠、心悸、健忘、头晕、耳鸣、咽干等症状，可选取离廓与坎廓的穴位治疗；肝肾阴虚出现头晕目眩、耳鸣如蝉、健忘、失眠等症状，可选取巽廓与坎廓的穴位治疗。此外，腹募穴及其他经验穴在腹针取穴治疗时也有重要的作用。腹针的多元化取穴特点，有利于在一个有限范围内使用尽量少的腧穴，纠正机体的失衡。

2.针刺操作

（1）针具及针刺深度。针具可根据患者病情选用直径为0.20 mm或0.22 mm、长3.33～6.67 cm寸的毫针，按"先上后下，先内后外"的顺序进针，针尖垂直于腹平面再刺入皮下。腹针将进针深度分为天、地、人三部。病程较短或其邪在表的疾病，针刺天部（即浅刺）；病程虽长，但未及脏腑或其邪在腠理的疾病，针刺人部（即中刺）；病程较长，且累及脏腑的疾病，针刺地部（即深刺）。但亦有例外，如腰部疼痛，虽病程短，但针刺地部较易获效。因此，应用时可灵活处理。腹部区域存在不同的整体调控体系，即浅层的全息灵龟图、中层的传统经络运行系统和深层的内脏八廓调节体系。八廓调节体系与全息生物学有较密切的关系。因此，全息对应取穴用针浅刺，体针取穴用针浅中刺，八廓辨证取穴用针中深刺。

（2）针刺方法。①三角法：以主穴为顶点，向上或向下旁开0.5寸，分别再刺两针，使3针形成等腰三角形或等边三角形的针刺方法。这种针刺方法适宜症状比较局限的疾病，如膝关节疼痛、局部关节疼痛等。针与针之间的距离根据患病部位的大小而定。②三星法：以主穴为基础，向上下左右或与神阙呈放射性排列，各旁开0.5寸分别刺1针，形成并行排列的针刺方法。这种针刺方法适宜症状呈带状或条状的疾病，如坐骨神经痛等。针与针之间的距离由患病部位的长短而定。③梅花刺法：以主穴为中心，向上下左右各旁开0.5寸处分别刺1针，共5针，使针体形成梅花图案的针刺方法。这种针刺方法适宜病情较重且病程较长的患者，也可在三星法疗效不佳时采用，使治疗的效果得到增强。

（3）留针及补泻。进针后，停留3～5分钟后再捻转，使局部产生针感，可根据病情对针刺的方向、角度进行微调；再隔5分钟行针1次，加强针感，使之向四周或远处扩散，留针30分钟后起针。在浅部留针3分钟后，将针刺深度根据患者实际情况调整相应部位，不要求患者有得气反应，留针25～30分钟。腹针弱刺激为补，强刺激为泻。由于腹针适应证以慢性病居多，因此补多泻少。除针刺外，尚可选用艾灸、激光针、埋皮内针等治疗方法。

四、疗程

腹针技术宜每天治疗1次，或隔天1次，10次为1个疗程。

五、适应证

腹针技术主要用于治疗内因性疾病，即以内伤性疾病或久病及里的疑难病、慢性病为主，临床上大致可分为以下几种：

（1）病程较久、内伤脏腑的全身性疾病，如脑血管病后遗症、早老性痴呆、脑动脉硬化、心血管疾病、高血压、癔症等。

（2）由脏腑失衡后引起的疾病，如失眠、便秘、老年肾虚尿频、头痛、眩晕等。

（3）与脏腑正气不足相关的疾病，如肩周炎、坐骨神经痛、关节炎、颈椎疾病、腰椎疾病、网球肘等。

（4）其他的针灸适应证，经治疗后疗效不佳者，均可为腹针技术的适应证。

六、注意事项和禁忌证

（1）长期慢性病导致体质衰弱的患者，施术时须谨慎处理。如肝脾肿大的患者针刺两胁时进针不宜太深，以免损伤腹腔脏器。

（2）由于腹针的刺激部位在腹部，因此一切原因不明的急腹症均为禁忌证，以免因针刺而导致误诊。

（3）由急性腹膜炎、肝脾肿大引起的脐静脉曲张，腹腔内部肿瘤合并广泛转移，怀孕中后期均为腹针的禁忌证。

七、治疗后的生理反应及并发症

（一）生理反应

由于腹部对疼痛不甚敏感，因而在腹针施针时，患者无明显酸麻胀痛的感觉，无特殊生理反应。

（二）并发症

腹针技术治疗的并发症较少，极少数情况下会出现晕针、滞针、血肿等异常情况。

【病案举例】

1.腹针技术治疗感冒

某患者，女，66岁，2009年10月9日初诊，项背强硬、拘急不适1天。患者就诊时自诉3天前感冒，畏寒发热，体温最高达38.7 ℃，经抗生素等药物治疗后热退，但昨日起自觉整个项背强硬、拘急，不能转侧，稍有恶寒微汗，同时不思饮食，胃脘胀满不适。舌质略红，有齿痕，苔薄微黄，脉浮细。

中医诊断：太阳病。西医诊断：感冒。

治则：疏风通络，扶正祛邪。

处方：取穴中脘、下脘、关元、乾廓、艮廓、双侧滑肉门、双侧商曲，每天1次，留针30分钟。下脘、关元、乾廓、艮廓深刺，双侧滑肉门、双侧商曲中刺，中脘浅刺。

疗效：针后患者自觉项背已无强硬、拘急不适，精神较前好转。次日下午复诊，患者自诉昨日针后项背强硬已除，而今日自觉双下肢酸痛，且胃脘胀满不适，毫无食欲。予以针刺中脘、下脘、关元、双侧气穴、双侧外陵，加坤廓，坤廓属脾胃。进针后患者自诉疼痛大减，故予以留针。10分钟后患者自诉下肢酸重感明显，再加针刺巽廓，患者顿时酸重感消失。留针30分钟后，患者诉有饥饿感，欲进食，且双下肢已无酸痛不适。1周后随访，患者诉病情无反复，效果显著。

2.腹针技术治疗眩晕症

某患者，女，62岁，2001年4月11日初诊，自诉头晕反复发作10余年，加重伴头痛1年。10余年前患者在伏案工作较长时间后经常出现头晕，体位变换时头晕更甚，经卧床休息后能自行缓解，未予重视。后来头晕逐年加重，发作次数增多，持续时间延长，1年前出现头晕发作时常伴有头顶胀痛。临就诊时已不敢独自外出，严重时终日卧床，恶心、耳鸣，无呕吐，无视物旋转。患者平素体弱，倦怠乏力，腰膝酸软，大便溏或便秘，面色萎黄，舌淡红，舌体胖且边有齿痕，苔薄白，脉细沉。颅脑MRI检查示大脑白质区少量缺血灶；颈椎间盘MRI检查示颈4～5、颈5～6椎间盘突出，颈6～7椎间盘轻度膨出；头颅多普勒超声示双侧椎基底动脉供血不足，脑动脉弹性减弱。

中医诊断：眩晕（脾肾两虚）。西医诊断：椎基底动脉供血不足。

治则：补脾益肾，补气养血。

处方：取穴中脘、下脘、关元、气海、双侧滑肉门、双侧阴都、双侧商曲、双侧气旁、天枢，留针30分钟。中脘、下脘、关元、气海深刺，滑肉门、气旁、天枢中刺，阴都、商曲浅刺。10次为1个疗程。

疗效：患者经1次治疗后，自觉恶心、头痛略减轻，继续原方治疗。患者连续治疗10次后头晕、头痛、恶心均有不同程度减轻；经2个疗程治疗后，头晕明显好转，头痛已除，已能自行外出。半年后随访，头晕无明显发作。

3.腹针技术治疗中风

某患者，男，72岁，2004年5月10日初诊，自诉左侧肢体活动不利2个月余。患者2个月前在静止状态下突然出现左侧肢体无力，活动不利，头颅MRI提示为脑梗死。经外院降颅压、改善脑功能及对症处理后，患者生命体征稳定，为肢体康复，来针灸科就诊。查体：神志清楚，左上肢肌力0级，左下肢肌力3+级，腱反射亢进，左巴氏征阳性，左上肢肌张力下降，左下肢肌张力无明显增高或下降。舌红苔少，脉细。

中医诊断：中风（肝肾阴虚）。西医诊断：脑梗死。

治则：滋养肝肾，补益气血，疏通经络。

处方：针刺中脘、下脘、关元、气海、右侧商曲、右侧气旁、左侧滑肉门、左侧外陵、左侧上风湿点、左侧下风湿点。中脘、下脘、关元、气海深刺，右侧商曲、右侧气旁中刺，左侧滑肉门、左侧外陵、左侧上风湿点、左侧下风湿点浅刺，留针30分钟。留针期间上肢可做被动运动。

疗效：患者经1次针灸后，左上肢可微动。予原方加健侧滑肉门、外陵中刺，继续治疗。2次针灸后，左上肢已能向上抬至胸部。处方增加双侧气旁穴，左肢肌力进一步加强，仍继续原方治疗。巩固治疗20次，患者左上肢肌力恢复至3级，左下肢肌力4级。患者部分日常生活能自理。

第五节　眼针技术

一、起源与发展

眼针技术是《黄帝内经》观眼察病的综合发展，如《灵枢·大惑论》云："五脏六腑之精气，皆上注于目而为之精。精之窠为眼，骨之精为瞳子，筋之精为黑眼，血之精为络，其窠气之精为白眼，肌肉之精为约束，裹撷筋骨血气之精，而与脉并为系。上属于脑，后出于项中。"后世据此将眼分为五轮，根据五轮配属五脏的关系，通过眼部的变化可判断全身各相应脏器的生理、病理变化。《黄帝内经》不仅在目诊理论上阐明了诊目的方法，还从目色、血络、瞳孔等方面来识别疾病的寒热虚实、病的预后、病位等，为眼针技术提供了理论依据，对后世观眼识病的发展具有深远的影响。后世历代眼科医籍，如《目经大成》《银海指南》《审视瑶函》《眼科入门》等均记载有"眼分八廓，分属五脏"的内容，诊察八廓，可测知相应脏腑的病变。国外的虹膜诊断法也是通过眼部诊断全身疾病的典型代表。19世纪，匈牙利的Igmoce Von Peczky发表了题为《眼睛诊断学研究引证》的报告，将虹膜上与人体各部位相对应的关系划分为35个区域，这些区域均为组织器官在虹膜上的投影。之后，虹膜诊断法在大量的临床研究中得到完善和发展，许多著作相继问世，在20世纪70—80年代逐渐形成了相对完整的理论。

辽宁中医学院（现辽宁中医药大学）彭静山教授在中医脏腑经络学说、五轮八廓学说及华佗观眼识病的基础上，以观察眼球结膜脉络形色变化为诊病手段，以针刺特定的眼周八区十三穴为治疗方法，在20世纪70年代独创眼针疗法。彭静山教授用观眼识病法诊察患者1万余例，准确率达90%。在此基础上，他开始尝试在眼区针刺治疗各种疾病，使眼针的临床疗效得到充分肯定。1982年，彭静山教授被辽宁省人民政府授予"眼针疗法研究"重大科技成果奖。眼针疗法自1982年公布后，不少学者对眼针疗法进行临床研究和实验研究，诸多临床和解剖学结果均肯定了彭静山教授的眼针穴区划分和眼针疗法的临床价值。眼针疗法不仅被中国广大针灸工作者广泛应用于临床，还推广至美国、日本、德国及东南亚的许多国家。目前，眼针疗法已广泛应用于内科、外科、妇科、儿科、五官科等多种急性、慢性疾病。

二、主要特点和作用

（一）主要特点

眼睛是人体的重要组织器官，部位小，而眼针是在眼眶周围针刺，因此眼针技术的特点为用针小、取穴少、针刺浅、手法轻、操作简单、见效快。

（二）作用

眼针技术的作用是止痛消肿，安神定志，理气和血，通经活络。

三、操作流程

1.针具选择

眼针技术通常选用直径为0.38 mm、长2.50 cm的毫针。

2.体位与消毒

眼针技术常取卧位或坐位，用乙醇棉球消毒。

3.进针

进针前，先以左手指按压和固定眼球，使眼眶内的皮肤绷紧，右手持针，轻轻刺入，可直刺或横刺。直刺时不能过深，横刺为沿皮肤刺入，由经区边缘进针，不可超越所选的经区，以刮法行针为主，针刺深度以0.67~1.33 cm为宜。进针须稳、准、快。

4.行针

进针后如未得气，可将针退出1/3后稍改变方向再刺入，或用手指刮针柄，或用双刺法使之得气。

5.留针

留针时间一般为5~15分钟，可每隔5分钟运针1次。方法是以拇指指甲轻刮针柄，或轻微捻转，幅度以不超过10°为宜。

四、疗程

眼针技术可每天治疗1次，10～14天为1个疗程。

五、适应证

1.脑血管疾病

眼针技术可用于治疗脑血管疾病，如中风、偏瘫等。

2.疼痛性疾病

眼针技术可用于治疗疼痛性疾病，如偏头痛、腰腿痛、三叉神经痛、坐骨神经痛、急性扭伤、胆囊炎、痛经等。

3.炎症性疾病

眼针技术可用于治疗各种炎症性疾病，如面神经炎等。

4.功能紊乱性疾病

眼针技术可用于治疗功能紊乱性疾病，如高血压、心律不齐、胃肠功能紊乱、月经不调、神经衰弱等。

5.其他疾病

眼针技术可用于治疗其他疾病，如面肌痉挛、阳痿、遗精等。

六、注意事项和禁忌证

（一）注意事项

（1）严格掌握眼针的进针与出针方法，认真操作。

（2）注意留针时间，一般留针时间以5～10分钟为宜，最长不可超过15分钟。

（3）眼睑过于肥厚者，不宜采用眼针技术治疗。

（二）禁忌证

病势垂危、急患、重患抢救期间及精神错乱、气血虚极、脉绝者，均禁止使用眼针技术。

七、治疗后的生理反应及异常情况处理

（一）生理反应

针刺后按压眼眶周围穴位会产生酸、麻、胀、重、发热、发凉、微痛或舒服等感觉。

（二）异常情况处理

因眼针针刺部位集中于眼眶周围，若操作不当容易刺伤眼球，导致皮下出血，应积极消毒止血。

【病案举例】

1.眼针技术治疗失眠症

某患者，女，28岁，失眠2个月。患者2个月前因连续数日熬夜，出现失眠、心悸、心烦不安，伴眩晕、健忘、多梦、腰膝酸软无力，在市医院诊断为神经衰弱，口服镇静安神药可以入睡，但停药后不能按时入睡，且多梦易醒，今来求治。查体：较瘦，神倦色暗，舌质红，苔薄，脉细数，白睛见左心区脉络紫红而细。此属素体肾阴不足，不能上济于心，心火上炎，扰及心神而引起不寐。

治则：滋阴降火，养心安神。

处方：眼针取双心区、双肾区，心区用眶内直刺法，肾区用眶外横刺法，留针10分钟，每天1次。

疗效：连针5次，诸症悉减，每夜可睡5小时，睡眠较安稳。续针5次，能按时入睡，每夜可睡7小时左右，余症消失。为巩固疗效，又针5

次，病愈。

2.眼针技术治疗癫病

某患者，女，17岁，喃喃自语半个月余。患者半个月前因与同学发生口角，回家后向妈妈诉冤，没想到又被妈妈批评一顿，则大哭不止，回房睡觉，醒后便出现胸闷、精神呆滞、多疑、喃喃自语、不思饮食。在当地医院诊断为癔症，服用大量镇静药，药后无明显效果而来诊。查体：精神抑郁，表情淡漠，善太息，不愿回答问题，喃喃自语，舌质淡，苔白腻，脉弦滑，白睛见肝区脉络浅淡屈曲。此属情志不畅，肝气郁结，木郁伤脾，痰气郁结，阻蔽神明而引起的癫病。

治则：舒肝解郁，化痰开窍。

处方：眼针取双肝区、双脾区、双中焦区，用眶外横刺法，留针10分钟，每天1次；配刺膻中、双丰隆，用泻法，留针20分钟，每天1次。

疗效：针后患者立即感觉心胸开阔，胸闷减轻。连针3次，病情明显减轻，精神好转，可以与别人交流。续针5次，精神转佳，回答问题准确自如，自语消失。又针5次，诸症消失，病愈。

3.眼针技术治疗感冒

某患者，男，45岁，发热3天。患者素体虚弱，动则汗出，3天前因气温骤变而出现发热、恶寒战栗、头痛身疼、鼻塞不通，服解热镇痛药发汗后稍好，2小时后又出现发热、恶寒而来诊。查体：神清面赤，体温38.2 ℃，咽部正常，扁桃体不大，舌淡红，苔薄白，脉浮，白睛见肺区脉络淡红。此属外感风寒侵袭肺卫，肺气不宣而引起的感冒。

治则：祛风散寒，解表宣肺。

处方：眼针取双肺区、双上焦区，用眶外横刺法，留针10分钟，每天1次；配刺身柱，用泻法，留针20分钟。

疗效：针后10分钟热退身凉，体温36.4 ℃，次日体温不升。改刺双肺区、双上焦区，针法同上，连针2次，诸症消失，病愈。

第六节　手针技术

一、起源与发展

手针技术是针刺手部的特定穴位，以治疗疾病的一种方法。在古代医籍中，很早就有通过观察手的形态、色泽、纹理等变化来分析和诊断疾病，以及针刺手部的穴位来治疗全身或某一局部疾病的记载，如《黄帝内经》中论述了丰富的手诊内容和分布于手部的腧穴。手针技术是在20世纪70年代，我国针灸医师在针刺手部经穴治疗身体其他部位疾病的启发下，以经络理论为指导，通过临床实践逐渐发展形成的一种新疗法。

手与全身阴阳、气血有密切联系。《灵枢·动输》中记载："夫四末阴阳之会者，此气之大络也。"《灵枢·卫气失常》又记载："皮之部，输于四末。"这表明手足是阴阳经脉气血会合联络的部位。按标本、根结理论，手是经脉的本部和根部，是脉气生发、布散之处。手三阴经从胸走手，手三阳经从手走头，手之阴阳表里经均在手指衔接。手三阴经、手三阳经在属络于相应脏腑的同时，又通过表里经、同名经与足三阴经、足三阳经沟通，并经八脉交会穴与奇经八脉脉气相通。此外，手部经脉还通过其经别、络脉，进一步加强了经络之间及经络与脏腑之间的联系。因此，脏腑的病变可通过经络反映到手部的某些相应部位，而针刺这些部位可治疗相应脏腑及其有关的全身性病症。

二、主要特点和作用

（一）主要特点

（1）手针技术对某些病见效快，效果显著。

（2）手针技术操作简便，一般每次只取1~2个穴位，不受外界条件限制。

（3）手针技术的副作用少。

（4）手针技术容易掌握，便于普及推广，适用于基层医疗机构。

（二）作用

手针技术具有疏通经络、调节脏腑功能的作用。

三、操作流程

1.选择针具

手针技术一般选用28～30号长1.67～3.33 cm的不锈钢毫针。

2.进针方法

手针技术在针刺时，因穴位的不同而有所区别。

（1）一般进针法。患者的手取自然弯曲位，医生手持毫针，针尖紧靠骨膜外且垂直于掌面直刺入穴位，以不刺入骨膜为度，深0.67～1.67 cm。此法适用于手部多数穴位。

（2）特殊进针法。此法根据穴位的不同而有所差别。针刺腰腿点时，针身应与皮肤表面呈45°，针尖略向掌心，从伸指肌腱与掌骨之间刺入，深1.00～1.67 cm。针刺时，患者须略握拳，腕关节呈背屈位。如针坐骨神经点，先直刺，深约0.67 cm，以刺至骨为度，得气针感后，稍留针，再提针斜刺向手少阳经线上，亦以刺至骨为度。

（3）行针法。一般采用小幅度捻转之法。如治疗疼痛性病症时，则须用较大幅度捻转结合提插的强刺激手法，持续行针2～3分钟。嘱咐患者尽量活动病痛处或做局部按摩。止痛后，尚须继续行针1～3分钟。

（4）留针法。留针时间为5～15分钟，疼痛性疾患可适当延长留针时间。有些疾病则可采取间断留针法，如以睡眠点治失眠时，可先直刺1.67～3.33 cm，捻转2分钟，留针2分钟，再捻转2分钟后留针，直至患者有睡意出现。

四、疗程

手针技术治疗急性病可每天1～2次，不计疗程；慢性病可每天或隔天治疗1次，10次为1个疗程。

五、适应证

手针技术可用于治疗急性腰扭伤、腰椎间盘突出症、尾骶痛、髋臀痛、落枕、颈项痛、头痛、肩背痛、扁桃体炎、咽喉肿痛、肋间神经痛、痛经、牙痛、胃痛、呕吐、腹痛、泄泻、膈肌痉挛、带状疱疹、癫痫、休克、昏迷、耳鸣、鼻塞等。

六、注意事项和禁忌证

（一）注意事项

（1）手针技术手法重，刺激大，医生应向患者解释，尤其对于年老体弱者、严重心脏病患者及高血压患者等须慎重，防止晕针。

（2）因手部血管较丰富，采用手针技术时，手法应轻柔、稳顺，避免刺伤掌中动脉，引起手部血肿。沿骨膜斜刺时，注意不要损伤骨膜。

（3）针具须严格消毒，防止发生感染。

（二）禁忌证

手针技术治疗一般无明显禁忌证。

七、治疗后的生理反应及并发症

（一）生理反应

手针技术刺激性强，针刺部位会产生较强烈的酸、麻、胀、痛之感。

（二）并发症

因手部解剖结构较复杂，若针刺部位不准确，易刺伤手部血管及骨膜，造成血肿及骨膜损伤。

【病案举例】

1.手针技术治疗肩痛

某患者，女，69岁。2013年3月5日初诊，主诉右肩关节疼痛2年，加重1周。2年前无明显诱因发生肩关节疼痛，自行在家服用止痛药物未见效，由于1周来劳累，出现肩关节疼痛症状加重。现右肩关节疼痛不适，右臂活动受限，静时疼痛，日轻夜重，四肢乏力，体瘦，舌质淡红，苔白而干，脉弱。

中医诊断：肩痛（气阴两虚）。西医诊断：肩周炎。

治则：益气健脾，通络止痛。

取穴：右侧手针区的肩点、脾点。

疗效：针刺后，疼痛顿止，起针，右臂立刻活动如常。每天针刺1次，连续针刺3天，活动如常。

2.手针技术治疗腰痛

某患者，女，65岁，工人，2014年3月8日初诊，主诉腰痛3小时。3小时前患者因搬东西时不慎扭伤腰部，腰痛如刺，活动受限。现疼痛点拒按，向右下肢大腿后部及小腿放射，舌质暗紫、有瘀斑，脉涩。体格检查：取仰卧位，直腿抬高试验阳性，其余阴性。

中医诊断：腰痛（瘀血腰痛）。西医诊断：腰椎间盘突出症。

治则：活血化瘀，通络止痛。

取穴：双侧坐骨神经点，强刺激，泻法；双命门点，补法。

疗效：针刺后，腰痛及右下肢疼痛症状立减，再连续针刺7天，腰痛基本消失，直腿抬高试验阴性。随访，迄今无恙。

3.手针技术治疗头痛

某患者，女，27岁，1985年2月初诊。患者自诉半个月前自觉感冒后头痛，时有加剧，但可耐受。近3个月来因家务劳累，感觉周身乏力，头痛加剧，甚则影响睡眠，服中西药治疗，只能止痛1～2小时。查体：舌质红，苔薄白，脉弦数。

诊断：头痛。

取穴：取双侧后头穴，配双侧风池穴，针刺后10分钟痛止，留针30分钟，每天1次。

疗效：治疗5次而愈。

第七节　三棱针技术

一、起源与发展

三棱针呈三棱柱状，针柄呈圆柱状，两端不同，尖端三面皆呈刀面状，由钢制成，长度为6.0～6.5 cm。三棱针的起源可以追溯到旧石器时期。到了新石器时期，人们用石头制成一种功能与针相似的石刺，名叫砭石。《黄帝内经》曾记载9种针，其中一种叫锋针，这是三棱针的早期雏形。三棱针的应用从秦汉到唐朝逐渐走向兴盛。专攻三棱针放血治疗的古籍有《灵枢·九针论》《针灸甲乙经》，《黄帝内经》中多数内容讲解锋针刺血络。北宋时期，锋针正式更名为三棱针。三棱针法，又称放血治疗或刺血络，是用三棱针将患者的相应穴位或部位刺破，放出少量血液，达到治疗疾患的目的。《灵枢·九针十二原》曾提出"宛陈则除之，去血脉也"的治疗原则，即利用三棱针放出瘀血。《灵枢·官针》中曾记载三棱针的操作方法，如络刺、赞刺、豹文刺等。

二、主要特点和作用

（一）主要特点

（1）三棱针技术不拘泥于辨证选穴。

（2）三棱针技术适应证广。

（3）三棱针技术操作简便。

（二）作用

三棱针技术具有泻热、解毒、止痛、止痒的作用。

三、操作流程

进针前须将待刺部位反复揉搓，使其充满血液，然后将被刺部位近心端结扎。一手固定被刺部位，另一手持针，进针深度为3～5 mm，快速进针，然后快速拔针，放出适量血液后，将止血带松开。三棱针技术治疗范围限于额部、颞部、耳部、背部的小静脉，也可用于肘窝、腘窝静脉。

四、疗程

三棱针技术可隔天治疗1次，3～5次为1个疗程。

五、适应证

1.内科疾病

三棱针技术可用于治疗内科疾病，如偏头痛、痛风、中风后遗症等。

2.外科疾病

三棱针技术可用于治疗外科疾病，如静脉炎、头癣、面部痤疮、传染性软疣、脱发等。

3.妇科疾病

三棱针技术可用于治疗妇科疾病，如原发性痛经、继发性痛经。

4.儿科疾病

三棱针技术可用于治疗儿科疾病，如小儿咳嗽、小儿湿疹、小儿腹泻、疳积等。

5.五官科疾病

三棱针技术可用于治疗五官科疾病，如急性扁桃体炎、鼻衄等。

6.四肢关节病症

三棱针技术可用于治疗四肢关节病症，如老年增生性膝关节炎、痛风性关节炎、胫骨疲劳性骨膜炎等。

7.急救

三棱针技术可用于急救，如高热。

六、注意事项和禁忌证

（一）注意事项

（1）局部皮肤和针具须严格消毒，避免感染。

（2）熟悉解剖部位，切勿刺伤深部大动脉。

（3）对于轻度下肢静脉曲张者，应选取边缘较小的静脉，注意控制出血量。对于重度下肢静脉曲张者，不宜使用三棱针技术治疗。

（4）点刺、散刺时，针刺宜浅，手法轻快，出血不宜过多。

（5）施术中须密切观察患者反应，如患者出现不良反应及时处理。如患者出现血肿，可用手指挤压出血，或用火罐拔出，若仍不消退，可用热敷以促进吸收。如误伤动脉出血，可用棉球按压止血，或配合其他止血方法。

（6）虚证、产后及有自发出血倾向或损伤后出血不止的患者，不宜使用三棱针技术治疗。

（二）禁忌证

（1）孕妇和习惯性流产者、贫血体质虚弱者禁用三棱针技术。

（2）有传染性疾病的患者禁用三棱针技术。

（3）凝血机制有问题的患者禁用三棱针技术。

（4）有血管瘤和病因不明的肿块的患者禁用三棱针技术。

七、治疗后的生理反应及并发症

（一）生理反应

针刺部位出现疼痛，血液流出。

（二）并发症

三棱针技术治疗后常见皮下淤青，数天至数周后可自行缓解，无须特殊处理。

【病案举例】

1.三棱针技术治疗偏头痛

某患者，女，42岁，近半年来头痛反复发作，曾在某医院就诊，给予西药口服，未见明显效果。脑部计算机断层扫描（CT）、颈椎正侧位片、脑血流图、脑电图等检查均无阳性体征。两侧头部呈跳动样痛，伴心烦、失眠、口干、面红赤、胸腹满闷、纳呆、欲呕。舌质紫黯，边有瘀点，脉弦紧。

诊断：偏头痛。证属瘀血阻络，清窍失养。宜活血化瘀，疏通经络。予以三棱针点刺法治疗。

取穴：双侧耳尖、双侧太阳、双侧头维、双侧太冲。先在腧穴局部按揉片刻，使之气血聚集，然后经常规消毒，右手持三棱针快速刺入上述诸穴0.67 cm左右（其中太冲可刺至0.67 cm），快速出针，并挤压针孔周围，使之出血少许，再用消毒干棉球擦干净即可。经治疗1次后，患者诉头痛明显减轻，睡眠质量也有改善。嘱患者清淡饮食，避风寒，调情志。隔天治疗1次，继续治疗3次后，偏头痛已除，余症皆消。随访1年，未有发作。

2.三棱针技术治疗急性软组织扭伤

某患者，男，14岁，因打篮球不慎扭伤左踝关节。左踝关节外侧皮肤青紫瘀血，肿胀疼痛，行走困难，压痛明显。X线摄片检查未见明显骨折。

诊断：左侧踝关节急性软组织扭伤。予以三棱针点刺法治疗。将患者左踝关节常规消毒后，取患肢昆仑、申脉、丘墟、阿是穴，用三棱针疾速刺入1 cm左右，出针，任针孔处流出鲜血数滴，再用消毒干棉球擦去血迹，绷带加压包扎患足，嘱患者制动。隔天治疗1次，共治疗2次，即告痊愈。

3.三棱针技术治疗腱鞘囊肿

某患者，女，40岁，1年前发现左侧腕关节背部有一处圆形肿块，不痛，腕关节活动时有酸胀感。现诊见患者左侧腕关节背部有一处1 cm×1 cm的肿块，无压痛，触之柔软有波动感，腕关节背屈活动受限。

诊断：左腕关节腱鞘囊肿。局部常规消毒，用三棱针对准囊肿顶部快速刺入，稍停片刻，摇大针孔，再向囊肿深部刺进少许后出针。然后用小口径火罐对准囊肿部位快速拔罐，3～5分钟后去罐，用消毒干棉球擦去针孔部位的浆液，再用纱布或绷带加压包扎创口。隔3天治疗1次，治疗3次后，肿块消失，腕关节活动自如。半年后随访，未见复发。

第八节　皮内针技术

一、起源与发展

皮内针针刺法主要由浅刺法和针灸留针法发展而来。浅刺法和针灸留针法最早见于《黄帝内经·素问》皮部篇章，其中十二皮部及卫气理论是《黄帝内经》中浅刺法的理论基础。魏晋时期以《针灸甲乙经》为代表，将《黄帝内经》中对浅刺法的散在理论进行论述、整理、归纳并转变为系统化的理论体系。明清时期以《针灸大成》为代表，将浅刺法与针刺补泻理论相结合。浅刺法是一种补泻方法。中华人民共和国成立后，以将浅刺法和针灸留针法结合的皮内针技术为代表的创新浅刺工具得到快速发展，如中国针灸大师承淡安受日本赤羽幸兵卫的皮内针疗法启发，仿制了皮内针，并在此基础上发明了使用更加方便的揿针。此外，他还试制了梅花针、腕踝针等相关针具，并被广泛运用于临床研究。

二、主要特点和作用

（一）主要特点

（1）皮内针技术操作简便，疗效显著。

（2）皮内针技术刺法安全，患者容易接受。

（3）皮内针技术可以动态留针，起效迅速，效应叠加。

（二）作用

皮内针技术具有行气活血、疏通经络的作用。

三、操作流程

皮内针主要分为颗粒型和揿钉型两种。颗粒型皮内针的针尾呈环状，长7 mm或9 mm，常由直径为0.26 mm的不锈钢丝制成。其埋针方法是先用镊子夹住针身，然后沿皮横刺入皮内，针身埋入皮内0.5～1.0 cm，再用胶布将留在皮外的针柄固定。揿钉型皮内针，又称揿针，形状似揿钉，长2 mm或3 mm，由直径为0.26 mm的不锈钢丝制成。其埋针方法是先用镊子夹住针圈，然后将针尖对准穴位刺入，使环状针柄平整地留在皮肤上，再用胶布固定。使用皮内针时，宜选择皮肤平坦、屈伸度不大的部位如背部，可采用颗粒型皮内针，进针的方向与经脉形成"十"字交叉，在特殊情况下，可向心性或离心性进针；皮肤屈伸度较大的部位可用揿钉型皮内针。

四、疗程

皮内针技术可每天治疗1次，5～7天为1个疗程。

五、适应证

1.神经系统疾病

皮内针技术可用于治疗神经系统疾病，如偏头痛、三叉神经痛、面神经麻痹等。

2.五官疾病

皮内针技术可用于治疗五官疾病，如弱视、近视、突发性耳聋等。

3.代谢疾病

皮内针技术可用于治疗代谢疾病，如高脂血症、糖尿病、肥胖等。

4.循环系统疾病

皮内针技术可用于治疗循环系统疾病，如高血压、心律失常、早搏等。

5.泌尿生殖系统疾病

皮内针技术可用于治疗泌尿生殖系统疾病，如遗尿、尿频、早泄等。

六、注意事项和禁忌证

（一）注意事项

（1）皮内针技术在取穴时，一般取单侧，或取两侧对称的同名穴。

（2）埋针应选择易于固定和不妨碍肢体活动的穴位。

（3）埋针后，若患者感觉刺痛或妨碍肢体活动时，应将针取出再重埋或改用其他穴位。

（4）针刺前，应对针体仔细检查，以免发生折针事故。

（5）注意消毒皮内针，暑热天埋针时间不能超过 2 天，以防感染。

（二）禁忌证

（1）关节处、局部红肿处、皮肤化脓感染处、紫癜和瘢痕处均不宜埋针。

（2）皮肤过敏患者、出血性疾病患者不宜埋针。

七、治疗后的生理反应及并发症

（一）生理反应

埋针后可能出现少许胀痛，但不常见，无须特别处理。

（二）并发症

皮内针技术治疗的并发症少见。

【病案举例】

皮内针技术结合眼针技术治疗面肌痉挛

某患者，女，37岁，从事行政工作，2015年5月6日就诊。患者在2月前因家庭琐事，与家人争吵后，出现右侧眼周部肌肉不自主抽动，当时未予重视，随后3天逐渐加重，由原来每天发生抽搐3～5次增加至数分钟1次，并扩散至整个右侧面部，经当地医生给予西药治疗后好转。就诊前一天因工作需要加班至凌晨3点，再次出现面部抽搐，遂来就诊。

患者长期从事行政工作，内容烦琐，精神压力较大，经常加班熬夜，长期睡眠不足，是面肌痉挛的高发人群。就诊时症见面色潮红，右侧上下眼睑及口角颜面不自主抽动，局部无异常感觉，右侧眼裂略小于左侧。患者诉平时急躁易怒，精神亢奋，小便黄赤。舌红苔黄，脉弦数。辨证为肝阳上亢，阴虚风动。治以滋阴潜阳，柔肝缓急，养血祛风。取穴：双侧肝俞、双侧筋缩、双侧膈俞、右侧太阳、右侧翳风、右侧四白、双侧地仓、双侧三阴交，诸穴常规针刺，平补平泻。隔天治疗1次，连续治疗5次。2015年5月18日二诊，患者诉眼睑及嘴角仍有跳动，频率及次数略有减少。前方不变，加用耳穴肝、脾、神门、目，用王不留行籽贴压。2015年5月25日三诊，患者诉症状未有明显好转。在前方的基础上，减去四白、地仓穴，用梅花针于患者颜面病侧轻轻叩击，采取浅表弹刺法，从上往下寻找阳性反应点，即当梅花针叩击到某个部位时，针尖一触及该部位，患者立即出现抽搐，反复叩击时患者皆有抽搐的反应，该部位即为阳性反应点。在此处埋入皮内针，用胶布固定1天，并配合在眼诊肝区（右）框骨边缘采用挂针法针刺，留针30分钟，隔天1次。2015年6月1日四诊，患者诉症状明显减轻，抽搐的频率和时间都大幅减少，现每天偶有抽搐，嘴角跳动已经不甚明显。停用阳性反应点皮内针法，预防刺激过强而导致再发痉挛。此外，加用双侧太冲、双侧足三里调补气血。

第九节　火针技术

一、起源与发展

火针技术是用火将针尖烧红后迅速刺入穴内以治疗疾病的一种方法。火针在《黄帝内经》称为"焠刺""燔针"，《伤寒论》称为"烧针"，《千金要方》称为"火针"，《针灸资生经》称为"白针"，民间也有称为"煨针"，明代以来，《针灸大成》《针灸聚英》《勉学堂针灸集成》等均称为"火针"。一般认为，火针由《灵枢·九针十二原》中的大针发展而来，古代相沿均用比较粗长的金属针，针柄以竹木固定隔热，将针尖烧红后刺向气穴病所。因此，火针是针刺与灸相结合的一种疗法。《黄帝内经》中"异法方宜论"记载灸的起源，"北方者，天地所闭藏之域也。其地高陵居，风寒冰冽，其民乐野处而乳食，脏寒生满病，其治宜灸焫，故灸焫者，亦从北方来"。唐代时期"北人正行其法"，而现在火针亦盛行北方，可以认为火针起源于北方。唐代孙思邈在《千金要方》"用针略例第五"中正式提出了"火针"这一名称，并进一步记述了火针的操作技巧，"务在猛热，不热则即于人有损也"。《千金要方》和《千金翼方》中提出巨阙、太仓等禁用火针的穴位，并将火针的治症范围扩展到外科和急症等多种疾病。明代薛己的《外科枢要》记载了火针治疗流注、附骨疽等，有助于排脓、敛口、生肌。清代吴仪洛的《本草从新》将火针用于治疗眼科疾患，顾世澄的《疡医大全》系统总结了其本人及当时诸家（如申斗垣、周文采、胡公弼、蒋示吉等）有关烙法在外科痈肿方面的治疗经验。

中华人民共和国成立以后，在党的关怀和支持下，中医药事业得到较大的发展，火针技术的应用有较大的改进。在针具方面，由原来的植物油烧针改为酒精灯烧针，近几年来又出现了电热火针，提高了烧针的温度，利于疾病的治疗。因此，火针技术的适应证范围在不断扩大。

二、主要特点和作用

（一）主要特点

火针技术具有区域选穴、治疗时间较短、刺激量大等特点。

（二）作用

（1）火针技术可以温经散寒，补气升阳。

（2）火针技术可以清热解毒，养颜除疣。

（3）火针技术可以消症散结，软坚止痛。

（4）火针技术可以通经活络，行气活血。

三、操作方法

（一）选择材料

1.单头火针

单头火针的针体由耐高温材料制成，分为粗、细、中3种型号。细火针的直径为0.50 mm，中火针的直径为0.75 mm，粗火针的直径为1.20 mm。

2.三头火针

三头火针是将3支细火针的针身缠于一体，针身长3 cm，暴露的3支针头长1 cm。

3.平头火针

平头火针的直径为1.20 mm，同粗火针，前端是扁平的，也叫扁头火针。

4.勾火针

勾火针的针身同细火针，距针尖0.80 cm处呈100°角。

（二）烧针方法

烧针时右手持针，左手拿酒精灯，将火针针身中部1/3平放入酒精灯火焰中，待针身红亮后右手向上提起针柄，同时向下放入针尖，使针身前2/3呈45°角倾斜在火焰中，待针尖、针身烧至白亮后开始施治。施治时，由拇指、食指、中指如握笔状持针柄进行针刺。

（三）操作方法

1.深而速刺法

深而速刺法主要使用细火针、中火针。此方法刺入较深，即将火针烧至白亮，速进速出，或速进缓出。

2.浅而点刺法

浅而点刺法主要使用粗火针、平头火针、三头火针，将火针在酒精灯上烧好后，在人体表皮轻点后即刻提离，并用消毒干棉球轻按针孔以止痛。

3.慢而烙熨法

慢而烙熨法主要使用平头火针、三头火针，将针烧至微红，在施术部位的表皮轻而缓慢地烙烫。

四、疗程

火针技术可每天治疗1次，3～5天为1个疗程。

五、适应证

1.皮肤科疾病

火针技术可用于治疗皮肤科疾病，如痤疮、带状疱疹、神经性皮炎等。

2.骨科疾病

火针技术可用于治疗骨科疾病，如膝骨关节炎、肩周炎、肱骨外上髁炎、类风湿性关节炎等。

3.神经系统疾病

火针技术可用于治疗神经系统疾病，如面肌痉挛及周围性面瘫、中风后遗症、三叉神经痛等。

4.外科系统疾病

火针技术可用于治疗外科系统疾病，如静脉曲张、腱鞘囊肿等。

5.妇科系统疾病

火针技术可用于治疗妇科系统疾病，如急性乳腺炎、乳腺增生、子宫肌瘤及卵巢囊肿等。

六、注意事项和禁忌证

（一）注意事项

（1）操作火针时应注意避开大血管、内脏及重要的器官。

（2）防止烧伤或火灾等意外事故的发生。

（3）对体质虚弱的患者施行火针时，应嘱患者取卧位。

（4）嘱咐患者施针后针孔可能发红、发痒，或有高出皮肤的红点，属于正常反应；针孔瘙痒时，切勿搔抓；施针当天不应洗澡，保护针孔；穿宽松衣服，避免摩擦患处。

（二）禁忌证

（1）精神过于紧张的患者，以及饥饿、劳累和醉酒者，禁止使用火针技术。

（2）严重的心脏病患者禁止使用火针技术。

（3）患有出血性疾病者禁止使用火针技术。

（4）孕妇禁止使用火针技术。

（5）糖尿病患者根据病情禁用或慎用火针技术。

七、治疗后的生理反应及异常情况处理

（一）生理反应

针后可能出现局部胀痛及烧灼感，无须特别处理。

（二）异常情况处理

（1）若出现疼痛，一般在数分钟后可自行缓解。

（2）若误中皮下血管应及时按压止血。

（3）火针技术很少发生晕针的现象。

【病案举例】

1.火针技术治疗下肢静脉曲张

某患者，女，49岁，于2012年3月12日因双下肢静脉曲张16年余，加重3个月而就诊。患者诉于16年前由于经期下乡涉水，双下肢静脉曲张，近来自觉下肢沉重、酸胀不适，见胫骨前后缘出现静脉迂曲，小腿部静脉轻微鼓起，局部未见湿疹及皮屑样物质，不痒。舌体胖大，舌淡红，苔薄白，脉弦。查体：胫骨两侧静脉迂曲，小腿部鼓起，局部皮肤温度尚可，无湿疹及皮屑。实验室检查：血常规及出凝血实验示正常。诊断：下肢静脉曲张。治疗方案：火针放血治疗。采用橡皮止血带在静脉迂曲的上部结扎，用1%的碘附消毒较大的静脉鼓起部位，连续3次，待小号火针在酒精灯上烧好后，迅速、准确地刺入胫骨前缘及小腿部静脉迂曲和鼓起部位，待血颜色变浅自凝后，再用生理盐水冲洗。每周治疗1次。医嘱：当天禁止洗澡，避免久站、久行，宜抬高患肢，多休息。连续治疗3次后，患者已基本无下肢沉重感，迂曲静脉已明显平复。

2.火针技术治疗乳腺增生

某患者，女，40岁，因两侧乳房经前期胀痛不适就诊。患者诉近5年来两侧乳房间断性胀痛不适，时常伴有胸闷，每次月经前期及情绪不稳定时症状加重，曾查乳腺彩超示双侧乳腺增生，右侧乳腺数个小结节。查体：双侧乳腺可触及多个小结节，尤以右侧乳房外上象限较多，质地柔韧，触痛明显。诊断：乳腺增生。治疗方案：火针速刺疗法。暴露施术部位为触诊患者双侧乳房，在外上象限部有3处结节，大小不一。医生戴一次性乳胶手套，局部常规消毒后，用左手的食指和中指固定肿块；助理医生持酒精灯靠近施术部位（注意灯与施术部位及医生的距离）。医生右手持火针在酒精灯上烧灼至白亮，然后对准应刺点快进疾出刺2～3针，针刺深度为1.67～3.33 cm。每周治疗1次。医嘱：当天禁止洗澡，保持心理稳定，情绪乐观，生活起居有规律，注意劳逸结合。共治疗5次后，复诊时患者自诉乳房无胀痛，做乳腺彩超示先前结节已消失，两侧乳腺未触及结节。

第十节 皮肤针技术

一、起源与发展

皮肤针是针灸治疗体系中一种丛针浅刺法，针头呈小锤形并附有莲蓬状的针盘，其上散嵌不锈钢针，依针支数目不同又称梅花针（五支针）、七星针（七支针）和罗汉针（十八支针）。运用皮肤针叩刺人体腧穴或一定部位，使叩刺部位皮肤充血、红晕或渗出微量血液，以防治疾病的技术称为皮肤针技术。皮肤针技术是我国古代半刺、浮刺、毛刺等刺法的发展。皮肤针技术适应范围广泛，操作简便易行，治疗效果明显，无不良反应，是针灸临床、家庭保健的常用方法。

二、主要特点和作用

（一）主要特点

皮肤针不但有外治法直达病所的特点，而且属于中医辨证论治体系，可以通过辨证选经、选穴并实施手法刺激，调理脏腑经气，调节阴阳平衡。

（二）作用

（1）活血通络，祛瘀生新。皮肤针行针后可局部通行气血，轻刺激手法可使局部皮肤潮红，改善血液供应，起到养血的作用；重刺激手法可使皮肤轻微出血，瘀血随出血消散，达到活血祛瘀的效果。

（2）因势利导，祛邪外出。风寒湿热诸邪侵袭肌表，着而不去，发展为风湿、疱疹等疾病。皮肤针叩刺可开腠行痹、祛风泄热，使邪气从肌表而散，"给邪以出路"，缩短病程，促使疾病痊愈。

（3）振奋经气，调理脏腑。《黄帝内经·素问》皮部论篇记载："凡十二经络脉者，皮之部也。"人体十二经脉及十五络脉按其循行路线在体表相应区域划分为十二部分，即为十二皮部。十二皮部中散布着无数的孙络，其中运行的经脉之气内连脏腑、筋骨，外达全身肌表，皮肤针刺激可通过经络系统内达相应脏腑，通过振奋经气、调节阴阳、调节脏腑功能而起到防病、治病的作用。

三、操作方法

1.持针

持针时针柄的末端应低于小鱼际处，用拇指和中指第二、第三关节夹住针杆，将食指压在针杆上面，针头向下，垂直对准针刺部位。

2.弹刺手法

因肘关节相对固定，下针主要依靠腕关节活动的冲力垂直刺激皮肤或黏膜，针头接触到皮肤、黏膜的瞬间，不再用力下压，而应随着皮肤的反作用力顺势扬腕抬针，这就是名医孙惠卿强调的梅花针标准弹刺手法的要领。压刺、斜刺、刷刺都是错误的手法。弹刺的轻、中、重刺主要靠甩腕的力量和惯性，不能靠手臂的压力。弹刺的线路尽量直或呈弧线，针刺点间距尽量均匀，如同打铁一般，针刺时须打出一轻一重的节奏。

四、疗程

皮肤针治疗间隔时间根据病情需要而定，弱刺激和中等刺激治疗时，可每天1次或每天2次；强刺激治疗时，可每天1次或隔天1次。

五、适应证

1.皮肤科疾病

皮肤针技术可用于治疗皮肤科疾病，如带状疱疹、牛皮癣、湿疮、痤疮、白驳风、瘾疹、黄褐斑、扁瘊、皮炎等。

2.内科疾病

皮肤针技术可用于治疗内科疾病，如面瘫、中风、头痛、不寐、痿证、消渴、虚劳、眩晕、便秘、胃痛、胁痛等。

3.外科疾病

皮肤针技术可用于治疗外科疾病，如肌痹、痹症、腰腿痛、颈椎病、膝痹、伤筋、丹毒、骨痹、漏肩风、痛风、冻疮、肩痹等。

4.儿科疾病

皮肤针技术可用于治疗儿科疾病，如小儿弱视、小儿惊风、小儿脑瘫、小儿斜颈、小儿夜啼、小儿遗尿、小儿植物状态等。

5.妇科疾病

皮肤针技术可用于治疗妇科疾病，如乳痈、产后腰痛、不孕症、产后乳少、卵泡黄素化、乳癖、妊娠水肿、痛经、更年期诸症等。

6.五官科疾病

皮肤针技术可用于治疗五官科疾病，如近视、耳鸣、目瞤等。

六、注意事项和禁忌证

（一）注意事项

（1）对皮肤针技术的施术环境和消毒应按照无菌技术规范进行操作。除保证治疗室内的清洁卫生外，还应特别注意针具、施术部位及操作者双手的消毒。在临床治疗过程中，极易出现部分医生由于工作繁忙或不良习惯而直接对患者实行治疗的情况，造成施术部位的感染，因此必须纠正不良习惯，养成无菌操作意识。

（2）根据患者病情选择合适的施术方法，由于患者的病情及患病部位等不同，医生应先进行辨证选穴。对患者治疗的施术方法和刺激强度也因病情和患者体质而异，如实证一般采用强刺激，虚证一般采用弱刺激，同时还应考虑患者的耐受力。

（3）注意施术过程中的不良反应及施术后的处理。在皮肤针刺激过程中，由于刺激强度过大或者患者的耐受不足等，可能发生晕针现象，发生晕针后必须立即处理，可以掐按内关、水沟等穴，并让患者饮用温开水或温糖水。此外，由于中强刺激均可导致局部渗血，医生须戴无菌手套进行操作，避免接触血迹，同时对患处进行消毒处理，必要时进行包扎，防止感染。

（4）严格把握皮肤针的禁忌证，对于急性传染性疾病患者应禁用皮肤针，有凝血功能障碍的患者如血友病患者应禁用皮肤针叩刺，以防大量出血。在临床治疗前须询问患者有无凝血功能障碍或血友病史，必要时做生化检查来判断。

（二）禁忌证

（1）急性传染性疾病和凝血功能障碍性疾病患者不宜使用皮肤针技术。

（2）皮肤针叩刺有一定的刺激性，患者精神紧张、大汗后、劳累后或饥饿时不宜使用皮肤针技术。

（3）有部分书籍将皮肤过敏患者列入皮肤针的非适用范围，但通过征询专家意见和临床实地调研，发现临床上皮肤针能治疗瘾疹、湿疹等皮肤过敏疾病，故不将其列入非适用范围。

七、治疗后的生理反应及异常情况处理

（一）生理反应

针后可能出现局部胀、痛、麻或沉重感，少数出现局部血肿，无须特别处理。

（二）异常情况处理

（1）若治疗后局部出血，应立即按压止血。

（2）若形成硬结，应用50%硫酸镁湿敷患处。

（3）若针头弯曲，应更换针头。

（4）若针体折断，应立即用一只手捏紧局部肌肉，嘱患者放松，保持原位，然后迅速用止血钳将折断的针体拔出。若针体已完全没入患者体内，须在X线定位后通过手术将残留针体取出。

【病案举例】

1.皮肤针技术治疗胃及十二指肠溃疡

针刺部位：第5～10胸椎两侧各重刺3行，剑突区由外向内围刺3圈，上腹部平脐水平向上轻刺4～5行，双肋缘下各轻刺2行。

疗程：每天1次，最少坚持1个疗程（21天）。

2.皮肤针技术治疗原发性癫痫

针刺部位：腰、颈、颈椎两侧，由外向内各轻刺3行，再由内向外各重刺3行；双颌下各中刺两行；枕骨下缘重刺数针后再放血。

疗程：每天1～2次，1个疗程后改为每天1次或隔天1次，治疗2～5个疗程。中间休息两周再重新开始。总治疗时间最好在半年到1年。

3.皮肤针技术治疗神经性皮炎

针刺部位：脊椎两侧各针刺3～4行；若皮炎在上半身应重刺第4颈椎至第4胸椎，并中刺双侧乳突肌；若皮炎在下半身应重刺腰、骶部；皮炎局部由外向内围刺数圈，手法视病情而定，以刺至出血为度。

疗程：一般1～2个疗程。

第三章

中医外治法之灸法

第一节　麦粒灸技术

一、起源与发展

古代艾炷大小多以麦粒来形容，也是后世"麦粒灸"的由来。早在几千年前，麦粒灸就已在民间广泛运用。《扁鹊心书》记载："此因贼风入舍于阳明之经，其脉挟口环唇，遇风气则经脉牵急，又风入手太阳经亦有此证。治法：当灸地仓穴二十壮，艾炷如小麦粒大。左灸左，右灸右，后服八风散，三五七散，一月全安。"《针灸逢源》记载："凡口向右者，是左脉中风而缓也，宜灸左陷中二七壮，艾炷如麦粒。向左者，是右脉中风而缓也，宜灸右陷中二七壮。"《乾坤生意》中提及"中风口眼斜：听会颊车地仓。凡向左者，宜灸右；向右者，宜灸左，各陷中二七壮，艾炷如麦粒大，频频灸之，取尽风气，口眼正为度"。艾炷大小也有如半个枣核大、鼠屎形等描述。《黄帝灸法》中记载："疗中风，眼戴上及不能语者，灸第二椎并第五椎上，各七壮，齐下火炷如半枣核大，立瘥。"《千金宝要》记载："中风口㖞，灸手交脉三壮，左灸右，右灸左，其炷如鼠屎形，横安之，两头下火。"

二、主要特点和作用

（一）主要特点

麦粒灸技术一方面使患者出现强烈的穿透性灼痛感，另一方面使局部组织受到不同程度的损伤，产生异体蛋白，由此进一步激活机体的防御机制，从而产生持久及多方面的调整。这种短暂灼痛与施灸后持续的疤痕刺激能恰到好处地结合，是其他针灸手段所不具有的。

（二）作用

麦粒灸刺激能够借助C类神经纤维的传导而保持长久，对病因复杂、病位广泛的顽瘴痼疾、疑难病症具有较好的疗效。同时，由麦粒灸局部炎症化脓所引发的疫苗样效应对人体免疫系统影响十分明显，因此当难治性疾病同时兼有慢性炎症、免疫功能异常时，如带状疱疹、类风湿性关节炎、结核病、慢性肝炎、癌肿等，更适宜选用麦粒灸或针刺与麦粒灸并用来治疗。

三、常用穴位

1.任脉穴位

（1）神阙。《针灸资生经》记载："久冷伤惫脏腑，泄利不止，中风不省人事等疾，宜灸神阙。""神阙一名气合，当脐中，灸百壮，禁针。……近世名医遇人中风不省，急灸脐中皆效。"

（2）关元。《扁鹊心书》记载："中风半身不遂，语言謇涩，乃肾气虚损也，灸关元五百壮。""中风失音乃肺肾气损，金水不生，灸关元五百壮。"

（3）气海。《针灸逢源》记载："丹田气海二穴俱连命门，实为生气之海，经脉之本，灸之皆有大效。"

2.督脉穴位

督脉是阳脉之海，总督一身左右之阳，阳气虚衰或被遏，筋脉失其温煦濡养，导致拘急挛缩；且督脉经脉循行直接入脑，还关系心、肾等重要脏器，凡病在脑者多可从督脉论治。《黄帝灸法》记载："疗中风，眼戴上及不能语者，灸第二椎并第五椎上，各七壮，齐下火炷如半枣核大，立瘥。"《针灸资生经》记载："若不能语，灸第三椎上百壮。""治卒病恶风欲死，不能语，及肉痹不知人，灸第五椎，名曰藏俞。百五十壮、三百壮便愈"。

关于背俞穴,《针灸资生经》记载:"治大风卒风,……始觉发动,即灸神庭七壮,……次心俞,次肝俞,次肾俞,次膀胱俞。"《扁鹊心书》也记载:"肾俞二穴在十四椎两旁各开一寸五分。凡一切大病于此灸二三百壮。盖肾为一身之根蒂,先天之真源,本牢则不死,又治中风失音,手足不遂,大风癫疾。"《针灸资生经》还记载:"肝俞,疗中风支满,短气不食,食不消,吐血,目不明,闭塞。"

3.头面部穴位

(1)头顶部。腲腿风,半身不遂,失音,灸百会。《玉龙赋》记载:"原夫卒暴中风,顶门、百会。"

(2)后头部。完骨:治偏风,口面、颈项痛不得顾,小便赤黄,喉痹颊肿。风池:治疗大患风者,先补后泻,少可患,以经取之。

(3)面部。《针灸资生经》提及"承浆:疗偏风口面肿。地仓:治偏风口。迎香:治偏风口,面痒浮肿,风动叶叶状如虫行,或唇肿痛。下关:治偏风,口目,牙车脱臼。上关:治偏风口眼,耳中如蝉声"。

4.四肢部穴位(以阳经穴为主)

(1)上肢部。列缺:治偏风口,手腕无力,半身不遂,咳嗽,掌中热,口噤不开。劳宫:治中风善怒,悲笑不休,手痹。内关:治中风肘挛。曲池:治半身不遂,刺风疹疼痛冷缓,捉物不得,挽弓不开,屈身难隐,脉风臂肘细无力。肩髃:治半身不遂,热风瘾疹,手臂挛急,捉物不得,挽弓不开,臂细无力,筋骨酸疼,若灸偏风,可七七壮,不宜多。

(2)下肢部。环跳:治冷风湿痹风疹,半身不遂,腰胯痛不得转。阳陵泉:治半身不遂。足临泣:治卒中。上巨虚、下巨虚:治半身不遂,腰腿手足不仁。委中、承山:治半身不遂。照海:治大风偏枯,半身不遂。

四、操作要求

（1）麦粒灸技术中的直接灸或化脓灸会留瘢痕，因此取穴须准确，上下左右须对称。

（2）按标准姿势取穴，准确定位，并做好标记。如需坐位取膏肓穴及背俞穴时，必须正坐，双手扶膝后再取穴，待取穴完成后才可俯伏或俯卧施灸，如足三里、阳陵泉、血海等须屈膝垂足取穴等。

（3）由于麦粒灸的艾炷只有米粒大小，作用于腧穴的一个点上，不像针刺须向四周提插调整方向，因此取穴比针刺要求更高，需按标志折算定位。

（4）不管病症多复杂，都应全面分析，辨证论治，尽可能取十四经脉中腧穴或有定位的经外奇穴，避免取过多阿是穴或随意取穴。

（5）按病因、病机取主穴，治疗初期尽量不以痛为腧穴或远离病经施灸，以及在所患疾病对外周有一定影响和产生某些症状部位施以麦粒灸。

（6）取穴须少而精，一次施灸取穴不宜过多，即使病情复杂也应分次取穴施灸。

（7）复诊时，前次灸治的有效腧穴不必换穴，如灸瘢未溃烂，可以重复施灸，加强作用，促进化脓。

五、疗程

艾灸壮数，多取阳数，少则三壮、五壮、七壮、二七壮、七七壮。《针灸逢源》记载："脊骨三椎，并五椎上各灸七壮，齐下火立效。"《千金要方》云："凡言壮数者，若丁壮病根深笃，可倍于方数。老少羸弱，可减半。扁鹊灸法，入六分灸三壮，更无余论。故后人不准，唯以病之重轻而增损之。凡灸头顶，上于七壮，积至七七壮之。"不同医家经验有别，壮数采用随年壮，灸量大的可达二三百壮，甚则五百壮、七百壮。

《扁鹊心书》记载："中风半身不遂，语言謇涩，乃肾气虚损也，灸关元五百壮。"《针灸大成》记载："若治风，则灸上星、前顶、百会，皆至二百壮。腹背宜灸五百壮，若鸠尾、巨阙亦不宜灸多，多灸则四肢细而无力。又足三里穴乃云：多至三二百壮。心俞禁灸，若中风则急灸至百壮，皆视其病之轻重而用之。"

六、注意事项和适应证

（一）注意事项

（1）颜面五官及阴部的大血管处不宜用麦粒灸技术。

（2）孕妇腹部及腰骶部不宜用麦粒灸技术。

（3）采用麦粒灸技术时，应防止皮肤起疱或感染化脓。

（二）适应证

麦粒灸技术适用于气血虚弱、眩晕、小儿发育不良、网球肘、皮肤疣、胃肠功能紊乱、类风湿性关节炎等。

七、治疗后的生理反应及并发症

（一）生理反应

麦粒灸后，多数患者会遗留轻微的温热感，其强度虽然微弱，但持续时间较长，短的可能数分钟，长的可保留数小时。

（二）并发症

麦粒灸后的并发症少见。

【病案举例】

麦粒灸技术治疗子宫腺肌症

将2017年8月至2018年9月某医院门诊就诊的80例子宫腺肌症患者通过

随机数字表法分为对照组（40例）和观察组（40例）。对照组给予左炔诺孕酮宫内节育系统治疗。观察组给予常规针刺和麦粒灸（子宫、次髎）治疗，月经前1周开始治疗，至月经来潮，每天1次，治疗3个月经周期。记录、观察并对比两组患者治疗后痛经程度、月经量、子宫体积、子宫内膜、炎症因子（白细胞介素-6、前列腺素E2、前列腺素F2α）水平的变化。结果：对照组总有效率为82.50%，观察组总有效率为97.50%。治疗后两组患者痛经程度、月经量、子宫体积、子宫内膜、炎症因子水平较治疗前均得到明显改善。

第二节　隔物灸及悬灸技术

一、起源与发展

灸法源远流长，属于中医外治法，是中医学不可或缺的组成部分。古代灸法始于直接灸，之后发展到间接灸。间接灸，又称隔物灸，隔物灸的发展，从先秦时期至近现代，从无到有，从简到繁，不断丰富、拓展，并得到推广。灸法最早记载于《左传》，隔物灸相传为史前彭祖所发明，东晋时期葛洪的《肘后备急方》是最早提出并记载隔物灸的文献。古时候有"一灸治百病"的说法，《说文解字》记载："灸，灼也，从火，久声"，刺以石针曰砭，灼以艾火曰灸。灸法与人类对火的使用密不可分。灸法是在辨证取穴的基础上创立的以重视腧穴状态为核心，突破辨证、选穴、施灸的传统灸疗技术构架而提出的辨证、选穴、择敏、施灸灸疗新思想。灸法分多种，隔物灸及悬灸亦在其中，至今已有数千年的历史。隔物灸技术是在艾炷和皮肤之间隔某种物品后施灸的一种治疗方法。隔物灸种类较多，从古至今比较常见的是隔盐灸、隔姜灸、隔蒜灸和隔附子饼灸。隔物灸具有艾灸与药物治疗的双重作用，可借助艾灸的温通功效将药力经皮肤、穴位及经络送达作用部位，从而达到治病的功效。悬灸技术是利用艾条进行施灸，将艾条点燃后悬于距离皮肤2～3 cm处进行施灸，使皮肤稍红晕及有温热感即可。总体来说，隔物灸效果优于悬灸。

二、主要特点和作用

（一）主要特点

隔物灸及悬灸技术应用广泛，可用于治疗寒证、痹证、阳气虚脱证、痛症、闭证、气滞血郁证。迄今为止，隔物灸及悬灸技术已被广泛用于内科、外科、妇科、儿科等，均取得很好的疗效，值得推广和运用。

（二）作用

1.隔盐灸

隔盐灸是将干燥的食用盐置于施灸部位，将点燃的艾炷置于盐上，直至皮肤出现温热感，恒温10～15分钟即可。隔盐灸多用于治疗伤寒阴证或吐泻并伴中风脱证等疾病。盐味咸、性寒，具有涌吐清热、凉血解毒、软坚散结的作用。根据盐的特性，隔盐灸具有回阳救逆、固脱的功效。研究表明，隔盐灸可用于增强脾胃功能，起到升清降浊的功效，因此经常选用神阙穴进行施灸，可治疗腹痛、腹泻。

2.隔姜灸

隔姜灸是将新鲜生姜切成薄片，置于特定的穴位或治疗部位，在生姜上点燃艾炷施灸。生姜味辛、性温，归脾、胃、肺经，具有解表散寒、温中止呕和化痰止咳的作用。隔姜灸取材方便、价格便宜、无创伤、操作简单，且患者依从性较高。

3.隔蒜灸

隔蒜灸是指在艾炷和皮肤中间隔蒜片施灸。大蒜味辛、性温，入脾、胃、肺经，具有祛风、解毒、杀虫的作用。隔蒜灸最早见于葛洪的《肘后备急方》。隔蒜灸多用于治疗疮肿。经过长时期的探索，隔蒜灸技术逐渐成熟，不但在皮肤病的治疗中应用广泛，而且在治疗呼吸系统、消化系统及运动神经系统疾病中均取得良好的效果。隔蒜灸操作方便，效果明显，可减轻患者经济负担，提高患者的生活质量，突显简、便、验、廉的特点。

4.隔附子饼灸

隔附子饼灸是指将附子切细研末，以黄酒调和做饼，置于艾炷并点燃施灸。附子首次记载于《神农本草经》，药味辛、甘，性大热，有毒；归心、肾、脾经，具有回阳救逆、补火助阳、散寒止痛之功效。附子被誉为"回阳救逆第一品药"，可以上助心阳、中温脾阳、下补肾阳。附子善通十二经，走而不守，能温经通络，逐经络中风寒湿邪，具有较强的散寒止痛的作用。因附子有毒，施灸时应严格控制用量，在施灸过程中应密切观察患者反应，如发现不良反应须及时停止操作，并积极施救。

5.悬灸

悬灸，又称直接灸，是用中药制成艾条，在经络理论的指导下，用艾条悬灸体表的热敏腧穴，从而激发经络传感，促进经气运行，使气至病所的治疗方法。它不同于针灸，是一种对机体无损伤，且具有独特保健功能的中医外治方法。悬灸与隔物灸属性相同，均为灸法之一。悬灸操作较隔物灸操作简单，但效果不及隔物灸。悬灸应用广泛，主要应用于内科、外科、妇科、儿科等。

三、操作流程

（1）操作前应对患者进行人文关怀，与患者充分沟通，告知患者灸法作用，询问患者既往病史，观察局部皮肤有无破损，有无皮疹。嘱患者休息数分钟后再更衣，取平仰卧位（操作前注意敞衣部位的保暖）。

（2）灸法时注意周围环境安全，避免灼伤皮肤，甚至引发火灾。

（3）灸法完毕之后，应嘱患者避风寒，调畅情志，有助于增强灸法的疗效。

四、疗程

隔物灸及悬灸技术宜每天治疗1次，每次20～30分钟，10次为1个疗程，连续治疗2个疗程。

五、适应证

1.消化系统疾病

隔物灸及悬灸技术可用于治疗消化系统疾病，如功能性胃肠病（胃食管反流病、功能性消化不良、腹泻型肠易激综合征、功能性便秘）、慢性胃肠炎、溃疡性结肠炎，以及慢性肝炎、慢性胆囊炎、脂肪肝等。

2.心脑血管疾病

隔物灸及悬灸技术可用于治疗心脑血管疾病，如中风及中风后遗症、高血压、心律失常、心绞痛、白细胞减少症等。

3.神经系统疾病

隔物灸及悬灸技术可用于治疗神经系统疾病，如截瘫、眩晕症、各种神经痛症、面瘫、三叉神经痛、阿尔茨海默病、神经退行性疾病、重症肌无力、末梢神经炎、面肌痉挛、头痛、失眠等。

4.呼吸系统疾病

隔物灸及悬灸技术可用于治疗呼吸系统疾病，如感冒、咳嗽、气管炎、哮喘等。

5.内分泌系统疾病

隔物灸及悬灸技术可用于治疗内分泌系统疾病，如肥胖病、高脂血症、糖尿病、骨质疏松、甲状腺功能亢进、甲状腺肿大、失眠症等。

6.泌尿系统疾病

隔物灸及悬灸技术可用于治疗泌尿系统疾病，如泌尿系结石、尿路感染、前列腺炎、阳痿、不孕不育等。

7.骨科疾病

隔物灸及悬灸技术可用于治疗骨科疾病，如颈椎病、腰椎间盘突出症、慢性腰肌劳损、肩周炎、风湿及类风湿性关节炎、网球肘、腱鞘炎、下颌关节功能紊乱、坐骨神经痛、膝关节炎等。

8.妇科疾病

隔物灸及悬灸技术可用于治疗妇科疾病，如痛经、月经不调、闭经、附件及盆腔炎、更年期综合征、子宫脱垂、多囊卵巢综合征、子宫内膜炎等。

9.儿科系统疾病

隔物灸及悬灸技术可用于治疗儿科系统疾病，如小儿遗尿、小儿厌食、消化不良、小儿多动症、小儿脑瘫等。

10.眼科疾病

隔物灸及悬灸技术可用于治疗眼科疾病，如假性近视、中心视网膜炎、视神经萎缩、复视、斜视、神经性耳鸣、中耳炎等。

11.皮肤科疾病

隔物灸及悬灸技术可用于治疗皮肤科疾病，如寻常疣、扁平疣、湿疹、荨麻疹、痤疮、带状疱疹等。

六、注意事项和禁忌证

（一）注意事项

（1）在操作隔物灸及悬灸前，医生应与患者进行良好沟通，告知患者灸法作用，询问患者既往病史，观察局部皮肤有无破损、皮疹等。

（2）根据不同部位、疾病选择不同的灸法。

（3）施灸时应注意周围环境安全，避免灼伤皮肤，甚至引发火灾。

（4）患者灸后应忌食生冷食物，避免耗损阳气，同时忌房事多日，使阳气内收，防止耗伤真精。

（5）患者为小孩时须在大人陪同下方可行灸法。

（二）禁忌证

（1）患者在过度饥饿、暴饮暴食、醉酒后及精神过度紧张、大怒时，慎用该灸法。

（2）患者出现严重的感染性皮肤病、严重的精神类疾病、高热及大量吐血忌行该灸法。

七、治疗后的生理反应及并发症

（一）生理反应

该灸法得气的特征是在施灸部位产生透热、扩热和传热等非局部或非表面的热感，甚至产生酸、胀、压、重、痛、麻、冷等非热感。

（二）并发症

该治疗的并发症较少，有极少数灸法可能出现局部皮肤烫伤。若出现患者不耐受热度，可将隔物加厚或将艾条置于离皮肤稍远处，严重者需提前结束灸法。

【病案举例】

1.隔盐灸与隔姜灸技术治疗妇科病

某患者，女，17岁，主诉行经腹痛3年，于月经初潮时有冒雨涉水史，之后每逢经期小腹疼痛，有时痛剧难忍，喜温畏寒，月经量少，色暗有块。经妇科检查，排除器质性病变，诊断为原发性痛经。曾服中西药物治疗，效果不佳，故欲求针灸治疗。此次又因着凉而诸症加重，伴恶心、呕吐，面色苍白，形寒肢冷，舌淡红，苔白，脉沉紧。中医辨证为寒湿凝滞型痛经。取神阙穴隔盐灸，关元穴隔姜灸，用大艾炷各穴灸8壮，灸后即效，疼痛消失。为巩固疗效，按上述治疗方法，又连续治疗2个月经周期而痊愈，随访3个月，未见复发。

2.悬灸技术治疗眩晕

某患者，女，45岁，普通工人，于2019年8月15日初诊。患者为已婚妇女，育有一儿一女，因工作压力或劳累后即诱发眩晕，有时发作3～4次，每次持续5～30分钟。自觉周围景物旋转不停，站立不稳，耳中鸣响，恶心，呕吐。近期发作频繁，此次又发作，症状如前。诊见：患者仰卧床上，面色少华，双目紧闭，不敢转动头部，频频呕吐，舌质淡，苔薄白，脉细弱。诊断：眩晕（气血虚弱型）。治益气养血，提升阳气。用艾条悬灸百会、双侧足三里各10分钟。灸毕，患者感觉头部略昏重，较前明显好转。为巩固疗效，嘱患者每周灸治1～2次，5次后停止治疗。后追访两年，未再复发。

第三节　三伏灸技术

一、起源与发展

三伏天是我国民间对夏季最炎热时段的习惯划分，可指导生活和农业生产。三伏天跨越小暑、大暑、立秋，直逼处暑，其界定涉及传统天干地支理论和二十四节令，约定俗成。三伏灸则是在三伏天时进行天灸治病的方法，是中医实践医学、针灸学与中药外治相结合的一种疗法。三伏灸首次记载于明末清初时期医家张璐的《张氏医通》卷四《诸气门下·哮》，即"冷哮灸肺俞、膏肓、天突，有应有不应，夏日三伏中用白芥子涂法，往往获效"。书中还记载了治疗冷哮的经典方"方用白芥子净末一两，延胡索一两，甘遂、细辛各半两，共为细末，入麝香半钱，杵匀，姜汁调涂肺俞、膏肓、百劳等穴。涂后麻瞀疼痛，切勿便去，候三炷香足，方可去之。十日后涂一次，如此三次，病根去矣"。此法传之后世，得到广泛应用。

三伏灸是我国传统医学中最具特色的三伏天保健疗法，与现代预防医学有异曲同工之处。其通过利用全年阳气最盛的三伏天，根据所要预防的疾病，在对应穴位贴上中药，以达到灸治的效果。三伏灸具有严格的时间规定，分为初伏、中伏、末伏。中医有"伏者，金气伏藏之日"的说法。古医书记载，伏日必是庚，庚属金，与肺相配。我国医学认为，寒来暑往，时序变迁，对人体关系甚大。《黄帝内经》提出"春夏养阳"，一年四季中，三伏天属最热之时，阳气也最旺，属阳中之阳，此时可以在三伏时段采用中药进行穴位贴敷治疗，使人体之阳气得天阳之助和药物之助的疏通，温阳利气，可疏通经络、平衡阴阳、驱逐内邪、调和脏腑，增加人体阳气和提高免疫力，达到治病和养生的目的，还可预防冬天疾病的发生，又谓之"冬病夏治"。此外，三伏天时，人体皮肤松弛，毛孔张大，药物更易渗透皮肤，对局部的强烈刺激能起到疏通经络、活血化瘀、消肿散结、调节脏腑、治病强身的作用，谓之"天人相应、春夏养阳"。

二、主要特点和作用

（一）主要特点

三伏灸技术具有安全无创、疗效独特、相对廉价的特点。

（二）作用

（1）通过药物对皮肤局部的强烈刺激，皮肤局部多呈现灼热感，可起到温阳散寒、祛风除湿、温经行气的作用。

（2）三伏灸技术可以使血流速度加快，起到活血化瘀、消肿散结的作用。

（3）三伏灸技术可以激发机体的自然调节功能，刺激局部穴位，激发人体经络之气，借助经络传导而内达脏腑，调节脏腑功能，从而提高人体的抗病能力；又可通过皮肤吸收，进入血液循环，直达病变部位，发挥药物作用，从而起到治疗疾病的作用。

三、操作流程

选取玄胡、白芥子等多味中药按比例研末，将姜汁调成膏状，用胶布将药膏贴于相应穴位上。每伏各贴药1次，成人一般贴2～4小时，儿童贴1～2小时，贴药后皮肤有发热感、灼痛感，各人皮肤耐受情况不一样，以能耐受为度。敷贴之后，人的局部皮肤一般会出现灼热和红润的现象，如果穴位上的皮肤起疱，说明所贴药物已由皮肤渗入穴位经络，通过经络气血直达病处，效果更好。

四、疗程

初伏、中伏、末伏的第一天各贴敷1次，共3次。贴敷疗法3年为1个疗程，病程长的患者可适当延长疗程。而有人认为三伏灸在时间的选取上不一定拘于三伏日，在其他时间进行三伏灸治疗是否与三伏天进行的三伏灸治疗在疗效上有很大的差别，值得进一步深入研究。

五、适应证

1.呼吸系统疾病

三伏灸技术可用于治疗呼吸系统疾病，如过敏性鼻炎、慢性咳嗽、哮喘、慢性支气管炎、反复感冒、慢性鼻炎、慢性咽喉炎等。

2.消化系统疾病

三伏灸技术可用于治疗消化系统疾病，如慢性胃炎、慢性肠炎、胃痛、脾胃不和、消化不良、慢性腹泻等。

3.妇产科疾病

三伏灸技术可用于治疗妇产科疾病，如慢性盆腔炎、痛经、宫寒不孕等。

4.虚寒性质的疾病及免疫力低下

三伏灸技术可用于治疗虚寒性质的疾病及免疫力低下，如心阳虚之心悸、胸闷、畏寒肢冷；脾阳虚之大便稀薄、疲劳、面色萎黄等；肾阳虚之生殖功能减退、腰背酸痛或长期腹泻等；其他属虚寒性质的疾病，如类风湿性关节炎、强直性脊柱炎、空调病、慢性疲劳综合征、亚健康状态等。

5.痛症及其他

三伏灸技术可用于治疗由风寒湿引起的骨关节痛、骨关节炎、颈肩腰腿痛、软组织劳损等疾病，以及失眠、小儿遗尿及亚健康调养等。

六、注意事项和禁忌证

（一）注意事项

1.贴药时间

成人贴敷3～4小时，局部皮肤不敏感或体质较好的人可以酌情增加贴药时间，但不宜超过6小时；儿童贴敷1～2小时，具体时间可因人而异。贴药时尽量穿宽松衣服，女士避免穿连衣裙、连体衣和紧身牛仔裤，男士建议穿休闲装。

2.贴药部位

贴药后在6～10小时内不能接触冷水，皮肤有色素沉着、潮红、微痒、烧灼感、疼痛、轻度水疱等表现属于三伏灸疗法的正常反应。因每个人的皮肤耐受情况不一样，如感觉局部皮肤刺激难忍，应及时取下药贴，若去药后灼热感仍甚者，可涂少许清凉油或医用酒精等，情况较严重时须立即就医。如皮肤出现水疱，应注意保护创面，防止感染，起疱后不可挠破，少量轻度水疱可等待其自行吸收，严重的水疱须立即到医院处理。通常用消毒针头刺破、抽液，外涂5%碘附，宜暴露，避免覆盖患处。

（二）禁忌证

感冒、发热、急性炎症、高血压、糖尿病、恶性肿瘤、皮肤病、肺结核、支气管扩张、急性咽喉炎、感染性疾病、妊娠妇女，以及年老体弱的人群、2岁以下的孩子（皮肤比较娇嫩，容易引起感染）、合并严重心脑血管及肝肾疾病的慢性疾患等患者不适合进行三伏灸。贴药当天，禁食寒凉生冷和辛辣之物；戒食易化脓食物，如牛肉、烧鹅、鸭、花生、芋头、豆类等。

七、治疗后的生理反应及并发症

（一）生理反应

施灸部位有发热、潮红、微痒、灼痛感，或出现轻度水疱，无须特别处理。

（二）并发症

该治疗的并发症较少，少数可出现过敏症状。

【病案举例】

1.三伏灸技术治疗过敏性鼻炎

选择符合变应性鼻炎发作期诊断标准的患者，即常年发作，具有鼻痒、打喷嚏（连续3个以上）、流涕、鼻塞的临床四大症状，根据患者症状和体征积分评定疗效。按照三伏灸疗法进行药物配比，白芥子、甘遂、细辛、元胡按4：3：3：3的比例研磨粉碎，用时加新鲜生姜汁调和成膏状。取穴：天突、大椎、双侧肺俞、双侧脾俞、双侧肾俞；膻中、双侧膈俞、双侧膏肓俞、双侧胃俞、命门。在农历初伏、中伏、末伏，及三伏天前后10天接受三伏灸贴敷，10天治疗1次，共治疗5次。过敏性鼻炎患者接受5次治疗后症状、体征积分均有不同程度下降，疗效可观。

2.三伏灸技术治疗风寒湿痹型类风湿性关节炎

选择符合类风湿性关节炎诊断标准的患者，中医诊断为风寒湿痹型，临床症状均为关节肿胀、疼痛、屈伸不便。敷以特制的三伏灸药物，即白芥子、麝香、元胡、甘遂、细辛、麻黄、洋金花，研成粉末状后加姜汁，调和均匀，贴敷在患者相关穴位。根据患者病情辨证论治，选用腧穴，肩部选用大椎、阿是、肩髃、肩贞、曲池等穴，腕部选用大椎、阿是、阳溪、阳池、曲池等穴，肘部选用大椎、阿是、曲池、外关等穴，腰骶关节选用大椎、肾俞、委中、大肠俞、阿是等穴，髋部选用大椎、环跳、居髎等穴，膝部选用阿是、膝眼、阴陵泉、鹤顶、梁丘等穴。在初伏、中伏、末伏加强治疗，其总有效率为88.24%。

第四节　天灸技术

一、起源与发展

天灸，又称发泡灸、药物灸、自灸、冷灸等，是指将具有刺激性的药物涂敷于穴位或患处，使局部充血、潮红，敷后皮肤起疱而达到防治疾病目的的一种非火热性灸法的中医外治法。天灸技术通过穴位或局部的刺激、发泡药物的药理作用等激发神经—体液—内分泌系统或经络—脏腑系统，从而对人体各系统的功能产生适应性调整作用，达到治病的目的。

"天灸"一词首次出现于南北朝宗懔撰写的《荆楚岁时记》，即"八月十四日，民并以朱水点儿头额，谓之天灸"。天灸还记载于清初《说郛》卷三二引《潜居录》，即"八月朔，以碗盛取树叶露，研辰砂，以牙筋染点身上，百病俱消，谓之天灸"。以上文献是将朱砂点涂于体表以求祛病消灾的旧俗，与现代天灸发泡的方法不同。现代常用的天灸发泡的方法可追溯到帛书《五十二病方》，即"蚖……以蓟印其中颠"，指用芥子泥敷百会穴，治疗毒蛇咬伤。《神农本草经》记载："斑蝥，主恶疮，以其末和醋，涂布于痈疽上，少顷发泡脓出，旋即揭出。"东晋葛洪《肘后备急方》记载："治疗痫、痈、肿毒，以斑蝥一枚，无足、翅，捻破，复以针画疮上作米字，以之封上，候发赤起即揭去。"到了宋朝，天灸的药物又有了新的发展，《本草衍义》卷九记载，即"石龙芮，今有两种：……陆生者又谓之天灸，取少叶揉系臂上，一夜作大泡如火烧者是"。这里的陆生石龙芮指毛茛。《针灸资生经》也提出："乡居人用旱莲草椎碎，置在手掌上一夫，当两筋中，以古文钱压之。系之以故帛，未久即起小泡，谓之天灸，尚能愈疟。"明朝《普济方》中记载："目赤肿痛，红眼起星，生移星草，捶烂如泥，贴内关穴，少顷发泡，揭去。"《本草纲目》记载："山人截疟，采叶贴寸口，一夜作泡如火燎，故呼之为天灸，自灸""百草头上秋露……八月朔日收取，摩墨点太阳穴，止头痛，点膏肓穴，治痨瘵，谓之天灸"。晚清吴尚先《理瀹骈文》的问世是天灸疗法成熟的标志。吴尚先认为"治在外则无禁制，无窒碍，无牵掣，无沾滞"。《理瀹骈文》记载天灸使用的斑蝥、白芥子、毛茛、石膏等动、植物及矿物药，完善了膏、丹、丸、饼、泥等多种发泡剂型，极其注重天灸的发泡。清代赵学敏的《串雅外编》"小儿熏舌"言："巴豆半粒，饭粘四五粒，共捣为饼，如黄豆大，贴眉心中间。待四周起泡，去之即愈。"此处明确指出天灸疗法需要待其发泡，可见发泡过程较关键。赵学敏的《本草纲目拾遗》记载："治瘰，透骨草一味贴患处，一炷香或半炷香时，即揭去，皮上起泡则愈。"清代张璐的《本经逢原》曰："治偏头风用红娘子、青娘子各七枚，去翅足，炒为末，同葱茎捣涂痛处，周时起泡去之。"显然，上述文献均提到治疗过程须发泡。早期的天灸疗法对药物贴敷部位还比较模糊，至清代，贴敷的方法逐渐完善，敷药处已多为穴位。到了现代，由于天灸技术可以产生持续性的温热刺激，疗效持续时间较长，减少了治疗次数，具有独特的发展趋势与前景，因此近年来天灸技术在临床上应用日益广泛，疗效显著。

二、主要特点和作用

（一）主要特点

天灸技术具有适应证广、疗效快、毒副作用小等特点。

（二）作用

1.局部组织的刺激

天灸技术可使皮肤发泡，局部血管扩张，促进血液循环，改善周围组织营养，起到清热解毒、消炎退肿的作用。

2.经络穴位的调衡

天灸技术刺激和作用于体表腧穴相应的皮部，通过经络的传导和调整，纠正脏腑阴阳的偏盛或偏衰，改善经络气血的运行，对五脏六腑的生理功能和病理状态产生良好的治疗和调整作用，使其趋于平衡，达到消除疾病的目的。

3.神经调节

天灸技术主要通过药物使各种神经末梢进入活动状态，从而改善组织器官的功能活动，达到防病、治病的目的。

4.提高免疫机能

通过神经反射作用，激发机体的调节功能，从而调整和提高人体免疫机能。

三、操作方法

1.蒜泥灸

将大蒜（以紫皮蒜为优）捣烂如泥，取3～5 g涂敷于穴位上，敷灸时间为1～3小时，以局部皮肤发痒、变红、起疱为度。敷灸涌泉穴可治疗咯血、衄血，敷灸合谷穴可治疗扁桃体炎，敷灸鱼际穴可治疗喉痹等。

2.斑蝥灸

取斑蝥适量，研为细末，施灸时先取一块胶布，中间剪一个如黄豆大的小孔，贴在施灸穴位上，注意保护周围皮肤，然后将少许斑蝥细末置于孔中，上面再贴胶布固定，以局部发痒、变红、起疱为度，去除胶布与药粉；也可用适量斑蝥细末，以甘油调和外敷；或将斑蝥浸于醋或95%酒精中，10天后擦涂患处。斑蝥灸适用于牛皮癣、神经性皮炎、关节疼痛、黄疸、胃痛等病症。

3.白芥子灸

将白芥子研末，用醋调成糊膏状，取5～10 g敷贴穴位，用油纸覆盖，胶布固定；或取白芥子末1 g，置于直径5 cm的圆形胶布中央，直接敷贴在穴位上，敷灸时间为2～4小时，以局部充血、潮红或皮肤起疱为度。白芥子灸适用于风寒湿痹痛、肺结核、哮喘、口眼㖞斜等病症。

4.其他

甘遂粉末敷贴中极，治疗尿潴留。马钱子粉末敷贴颊车、地仓，治疗面神经麻痹。将醋与吴茱萸粉末调和后敷贴于涌泉，治疗高血压、口腔溃疡、小儿水肿等。将葱白捣烂，敷贴患处，治疗急性乳腺炎。将五倍子、何首乌各等份研末，用醋调成膏状，每晚睡前敷于脐中，次日早晨取下，治疗小儿遗尿症。将砂仁30 g、白糖50 g、明矾10 g、青背鲫鱼1条混合后捣烂成膏状，分成3份，每次使用1份，分别敷贴于神阙、至阳穴上，用纱布遮盖，胶布固定，每天换药1次，治疗阳黄型黄疸；若阴黄型黄疸可用胡椒（每次1粒）、麝香1 g、雄鲫鱼1条，混合捣烂成膏状，敷贴神阙、肝俞、脾俞等穴。

四、疗程

天灸技术宜每周治疗2次，每次间隔时间大于48小时。

五、适应证

天灸中的三九天灸可用于治疗慢性支气管炎、支气管哮喘、过敏性鼻炎、体虚感冒、咳嗽、虚寒头痛、消化不良、消化道溃疡、慢性腹泻、风湿与类风湿性关节炎、强直性脊柱炎、颈椎病、肩周炎、腰椎间盘突出、膝关节骨性关节炎等。

六、注意事项和禁忌证

（一）注意事项

（1）贴灸时患者勿穿紧身、不透气的衣服。

（2）贴药后患者须注意休息，预防风寒。

（3）敷贴时间成人为2～4小时，儿童遵医嘱。

（4）治疗期间忌烟酒，生冷、辛辣食物，以及发物，如牛肉、烧鹅、鸭、花生、芋头等，保持饮食均衡。

（5）治疗当天应用温水沐浴。

（6）贴药后可能出现皮肤发红、痒痕或起疱，这是正常反应。起疱可用烫伤膏涂抹患处，不可抓敷贴部位的皮肤，以免损伤皮肤而致感染。

（7）若敷贴期间出现不适症状，应立即到医院就诊。

（二）禁忌证

急性发作期疾病、发热、咽喉发炎、肺部感染、孕妇、严重心肺功能不全、糖尿病患者不应采用天灸治疗。

七、治疗后的生理反应及并发症

（一）生理反应

局部皮肤充血、潮红，敷后皮肤起疱，轻度热痛。

（二）并发症

局部皮肤出现红肿、水疱、溃烂、疼痛、过敏、发热等。

【病案举例】

天灸技术治疗腰椎间盘突出症之腰痛

某患者，女，47岁，办公室文员，因常年在办公室伏案工作，腰部反复疼痛5年余，直腿抬高30°，腰部活动明显受限，不能正常工作，在当地医院进行针灸、推拿等理疗后病情有好转，但病情反复，遂来就诊。以白芥子、细辛、甘遂、延胡索粉加姜汁制成药膏。患者取坐位，取上述药膏制成大小适宜的药饼，用直径约5 cm的圆形医用胶布将其贴于左侧心俞、右侧胆俞、脾俞、膀胱俞、腰阳关、命门、天枢、左侧委中，或右侧心俞、左侧胆俞、肾俞、大肠俞、外陵、水分、气海、右侧委中，两组穴位交替使用，大约1小时后，揭开胶布，清除附于皮肤的药膏。每周治疗2次，每次间隔时间大于48小时，每次贴药时间为30~60分钟，4周共完成8次治疗。治疗完成后患者腰痛症状减轻，直腿抬高接近70°，腰部活动功能改善，基本可以正常工作。

第五节　温针灸技术

一、起源与发展

温针灸，又称温针、针柄灸及烧针柄等，是将艾灸和针刺结合在一起使用的技术，适用于既需要留针又可用艾灸的病症。

温针灸首次见于张仲景的《伤寒论》，兴盛于明代。明代高武的《针灸聚英》及杨继洲的《针灸大成》均有关于温针灸的载述。传统的温针灸方法是在针柄末端（根据针柄长短）放置大小不等的艾炷，后人又使用艾条段代替艾炷。有研究者对传统温针灸的方法进行改进，制作温灸器，代替传统温针灸操作。使用温灸器操作的温针灸疗法称为温灸器温针灸疗法，是梅花针灸学派梅花二十四灸之一。

二、主要特点和作用

（一）主要特点

温针灸技术具有操作简便、经济实惠、效果迅速且显著、副作用小、安全可靠等特点。

（二）作用

温针灸技术能温通经络，行气活血，祛湿逐寒，消肿散结，回阳救逆，培补元气，防病保健。

三、操作流程

（一）材料准备

温针灸技术需要准备治疗盘、毫针、艾绒或艾条（长2 cm）、2%碘附、75%酒精、棉签、火柴、厚纸片、剪刀等。

（二）操作方法

（1）患者取合适体位，暴露针刺部位。医生正确选取腧穴，并对皮肤进行消毒，然后选取毫针，正确持针，实施针刺。

（2）针刺得气后留针，将艾绒搓团捻裹于针柄上（或将一根长约2 cm的艾条插在针柄上），点燃施灸，使热力沿针身传至穴位。

（3）当艾绒或艾条燃尽后再换艾炷灸，可连灸2～5壮。

（4）施灸时应观察有无针刺意外，并及时清除掉落的艾灰。

（5）施灸完毕后，起出毫针，用无菌干棉球轻压针孔片刻，以防出血，并核对毫针数量，以防遗漏。

（6）操作完成后，协助患者穿衣，并安排舒适体位，酌情开窗通风。

（7）清理用物，归还原处。

四、疗程

温针灸技术每天或隔天治疗1次，3～10次为1个疗程。疗程期间，患者可休息3～5天。

五、适应证

1.骨科疾病

温针灸技术可用于治疗骨科疾病，如颈椎病（包括椎动脉型、神经根型、颈型、交感神经型和脊髓型）、腰椎间盘突出、腰椎间盘突出继发根性坐骨神经痛、膝骨关节炎、肩周炎、早期股骨头坏死、骨质疏松症、髂胫束摩擦综合征、腰肌劳损、腰椎管狭窄、腰椎骨质增生症、肱骨外上髁炎、颞颌关节紊乱、腓肠肌痉挛、背肌筋膜炎等。

2.神经系统疾病

温针灸技术可用于治疗神经系统疾病，如中风后遗症（肩–手综合征、偏瘫）、周围性面瘫、带状疱疹后遗神经痛、失眠、头痛、早期腕管综合征、股外侧皮神经炎、重症肌无力等。

3.消化系统疾病

温针灸技术可用于治疗消化系统疾病，如慢性结肠炎、溃疡性结肠炎、腹泻、虚寒型胃脘痛、腹痛、萎缩性胃炎、术后胃瘫综合征等。

4.呼吸系统疾病

温针灸技术可用于治疗呼吸系统疾病，如慢性阻塞性肺病（稳定期）、慢性咳嗽、过敏性鼻炎、感冒、支气管哮喘等。

5.皮肤科疾病

温针灸技术可用于治疗皮肤科疾病，如慢性荨麻疹、痤疮等。

6.妇科疾病

温针灸技术可用于治疗妇科疾病，如原发性痛经、慢性盆腔炎、多囊卵巢综合征、无排卵性功能失调性子宫出血、慢性附件炎等。

7.泌尿系统疾病

温针灸技术可用于治疗泌尿系统疾病，如小儿遗尿、慢性前列腺炎、尿潴留、小便失禁、女性尿道综合征等。

8.内分泌、代谢及风湿性疾病

温针灸技术可用于治疗内分泌、代谢及风湿性疾病，如糖尿病、高脂血症、痛风、类风湿性关节炎等。

9.其他疾病

温针灸技术可用于治疗其他疾病，如慢性疲劳综合征、抑郁症、单纯型肥胖症等。

六、注意事项和禁忌证

（一）注意事项

（1）无论是艾团，还是艾条，均应距皮肤2～3 cm，再从其下端点燃施灸。

（2）温针灸须严防艾火掉落，避免灼伤皮肤。可预先用硬纸剪成圆形纸片，并在中心剪一个小缺口，置于针下穴区上。

（3）温针灸时须嘱咐患者不要任意移动肢体，以防灼伤。

（二）禁忌证

（1）患者疲乏、饥饿或精神高度紧张时不宜针刺。

（2）皮肤感染、有瘢痕或肿痛部位不宜针刺。

（3）有出血倾向及高度水肿患者不宜针刺。

（4）小儿囟门未闭合时，不宜针刺头顶腧穴。

七、治疗后的生理反应及异常情况处理

（一）生理反应

针刺后会有酸、痛、麻、胀等感觉，无须特别处理。

（二）异常情况处理

针刺如操作不当，可能会发生晕针、滞针、弯针、折针，出现气胸、腹部脏器损伤等。医生应嘱患者放松，并采取相应的处理措施。

【病案举例】

1.温针灸技术治疗急性痛风性跖趾关节炎

某患者，男，61岁，退休干部，于2019年3月7日初诊。患者3月7日凌晨突然感觉右侧第一跖趾关节红肿、疼痛，不能下地行走，由患者的儿子背到医院就诊。刻诊：第一跖趾关节焮红热痛，肿胀明显，触痛剧烈。患者体形肥胖，有嗜酒史，红细胞沉降率每小时15 mm，类风湿因子阴性，血尿酸0.57 μmol/L（血尿酸正常值为0.12～0.42 μmol/L）。诊断为急性痛风性跖趾关节炎。行太冲、大都、太白、公孙及触痛最敏感点温针灸后，翌日红肿消退，疼痛明显减轻，能自行走路。复诊时再行上法治疗，治疗2次后疼痛消失。

2.温针灸技术治疗腓肠肌痉挛

某患者，男，40岁，因左下肢受凉后疼痛，肌肉坚硬，行走困难，经外科检查为腓肠肌痉挛。采用温针灸承山、委中、合阳后疼痛消失，肌肉变软，3次针刺后痊愈。

3.温针灸技术治疗小便失禁

某患者，女，44岁，小便失禁10余年，每当咳嗽、行走或活动时小便自遗，劳累后症状加重，伴头晕眼花，腰膝酸软，小腹冷痛。采用温针灸肾俞、膀胱俞、关元、气海、足三里。治疗5次，症状基本得到控制，继续针完15次（1个疗程），症状完全消失。半年后随访，未复发。

第六节　热敏灸技术

一、起源与发展

热敏灸，又称热敏悬灸，是利用点燃的艾材产生的艾热悬灸热敏态穴位，激发透热、扩热、传热、局部不（微）热远部热、表面不（微）热深部热、其他非热感觉等6类热敏灸感和经气传导，并施以个体化的饱和消敏灸量，从而提高艾灸疗效的一种新技术。

热敏灸是江西省中医院陈日新教授多年临床实践的科研成果。陈日新教授等人经过多年的临床观察和实践，在古人腧穴的基础上，进一步发现腧穴有激活（敏化）与未激活（静息）的状态之别，有一种激活（敏化）称为热激活（热敏化），热激活腧穴的特征是当它受到一个微弱的热刺激时就会呈现透热、扩热、传热的"小刺激、大反应"。人体在疾病状态下，相关腧穴对艾热异常敏感，产生一个或多个非局部和（或）非表面的热感（透热、扩热、传热等），甚至非热感（酸、胀、压、重、痛、麻等），其他非相关腧穴对艾热仅产生局部和表面的热感，这种现象称为腧穴热敏化现象，这些腧穴称为热敏化腧穴，对热敏化腧穴进行相应的艾灸治疗称为热敏灸。热敏灸技术是以灸感检测为指导来选择热敏穴位施灸的一项灸疗新技术，包括辨敏选穴技术、辨敏定量技术。

二、主要特点和作用

（一）主要特点

（1）热敏灸的灸感、灸位、灸量和灸效均与其他灸法有显著不同。

（2）热敏灸技术以"通"为主要特征，通过艾灸热敏点的方法激发经络感传，促进经气运行，从而达到开通经络的治疗目的。

（3）热敏灸技术操作简便、安全。

（二）作用

热敏灸技术能起到温经散寒、行气通络、扶阳固脱、升阳举陷、泄热拔毒、消瘀散结、防病保健、延年益寿的作用。

三、操作流程

1.艾条及部位选择

首先根据病情需要和腧穴热敏直径的不同来选择不同直径的艾条，临床选用纯艾条或药艾条，然后依据探感定位（灸感定位法）和辨敏施灸原则选取施灸部位。

2.环境要求

操作时应选择安静、通风的环境，同时治疗室内应设有排烟或消烟装置。环境温度应保持在24～30 ℃为宜。

3.体位选择

体位选择以患者感到舒适，充分暴露施灸部位，肌肉放松为原则。

常用体位为卧位、坐位，建议首选卧位。

4.灸感宣传教育

医生应要求患者在治疗过程中注意力集中，认真体会艾灸过程中的灸感，并及时与医生沟通交流。

5.探感定位

热敏灸用灸感定位法来确定热敏腧穴。艾热距离体表约3 cm，以传统腧穴定位为中心，在其上下左右范围内施以循经、回旋、雀啄、温和的组合手法进行悬灸探查，热感强度应适中而无灼痛感。患者出现6类热敏灸感中的1类或1类以上的部位，即为热敏腧穴，不论其是否在传统腧穴的标准位置上。

6.辨敏施灸

辨敏施灸是通过辨别热敏腧穴的灸感特点，从而选取最优热敏腧穴来施灸。选优原则按下列顺序：以出现非热感觉的热敏腧穴为首选热敏腧穴，以出现热敏灸感指向或到达病所的热敏腧穴为首选热敏腧穴，以出现较强的热敏灸感的热敏腧穴为首选热敏腧穴。

7.量因人异

施行热敏灸时，每穴每次施灸时间以热敏灸感消失为度，因病、因人、因穴不同而不同，每次施灸时间约为40分钟，这是热敏腧穴的最佳个体化施灸时间。

8.敏消量足

只要有与疾病相关的热敏腧穴存在，就需要进行疗程施灸，直至所有与该病症相关的热敏腧穴消敏，这是治疗该病症的充足疗程灸量。

四、疗程

热敏灸技术每次选取两组穴位，每天治疗1次，5次为1个疗程，共

2～3个疗程，疗程间休息2天。

五、适应证

1.消化系统疾病

热敏灸技术可用于治疗消化系统疾病，如肠易激综合征、便秘（包括术后、老年性、药物相关性等便秘）、肛肠术后诸症、腹腔镜肠道术后肠蠕动恢复、胃食管反流病、溃疡性结肠炎、慢性结肠炎、腹泻、功能性消化不良、肛门脱垂、肝硬化腹水、胃痛、胆囊结石、糖尿病性胃轻瘫、肠梗阻、肛门直肠痛、慢性非萎缩性胃炎、呃逆、呕吐等。

2.循环系统疾病

热敏灸技术可用于治疗循环系统疾病，如冠心病、无症状的心肌缺血、血栓性静脉炎、原发性高血压、静脉瘀血、心力衰竭、胸痹、循环缺血、椎动脉痉挛等。

3.神经系统疾病

热敏灸技术可用于治疗神经系统疾病，如面神经麻痹、脑血管病（包括出血性、缺血性、烟雾病及其并发症和后遗症）、带状疱疹后遗神经痛、失眠、面肌痉挛、梨状肌综合征、偏头痛、颈源性头痛、紧张性头痛、三叉神经损伤、三叉神经痛、枕神经痛等。

4.呼吸系统疾病

热敏灸技术可用于治疗呼吸系统疾病，如哮喘、过敏性鼻炎、慢性阻塞性肺疾病、急性鼻炎、咳嗽、喉喑、慢性支气管炎等。

5.内分泌系统和营养代谢疾病

热敏灸技术可用于治疗内分泌系统和营养代谢疾病，如卵巢早衰、糖尿病及其并发症、高脂血症、代谢综合征等。

6.泌尿生殖系统疾病

热敏灸技术可用于治疗泌尿生殖系统疾病，如原发性痛经、尿潴留（包括术后、脊髓损伤后、药物性）、前列腺炎、肾绞痛、夜尿症、小便失禁（包括老年性、术后）、肾病综合征、阳痿、癃闭、小儿遗尿、肾功能衰竭、男性下尿路症状、排尿功能障碍、膀胱刺激、肾炎血尿等。

7.肌肉骨骼和结缔组织疾病

热敏灸技术可用于治疗肌肉骨骼和结缔组织疾病，如膝关节骨性关节炎、颈椎病（包括椎动脉型、神经根型、颈型、交感神经型和脊髓型）、腰椎间盘突出症、肩周炎、骨质疏松症、腰肌劳损、肌筋膜炎、强直性脊柱炎、腰痛、第三腰椎横突综合征、肩-手综合征、肱骨外上髁炎、股骨头缺血性坏死、肌筋膜疼痛、纤维肌疼痛综合征、坐骨神经痛、类风湿性关节炎、髌骨软化症、痹证、关节紊乱、脊柱侧弯、痛风性关节炎、膝关节退行性变、腰椎退行性变、关节僵硬、肌肉酸痛症、胸部术后痛症、腰背综合征、腰椎管狭窄症等。

8.妇科疾病

热敏灸技术可用于治疗妇科疾病，如医疗性流产及其并发症、产后缺乳、产后排尿障碍、未破裂卵泡黄素化综合征、盆腔炎、不孕症、乳腺增生、排卵障碍等。

9.儿科疾病

热敏灸技术可用于治疗儿科疾病，如婴幼儿轮状病毒性肠炎、小儿呼吸道感染、小儿急性支气管炎等。

10.皮肤及皮下组织疾病

热敏灸技术可用于治疗皮肤及皮下组织疾病，如荨麻疹、褥疮（压疮）、湿疹、白癜风、臁疮、雄激素源性脱发、皮肤慢性溃疡、痤疮等。

六、注意事项和禁忌证

（一）注意事项

（1）严格把握热敏灸的适应证和禁忌证，根据患者的年龄、性别、体质、病情，采取舒适的并能充分暴露施灸部位的体位，采用个体化施灸剂量。

（2）热敏灸治疗临床上一般先灸上部，后灸下部，先灸阳部，后灸阴部，灸量由小到大。施灸时应防止艾火烧伤皮肤或衣物。使用后的艾条应保证完全熄灭，以防复燃。

（3）如果施灸过量或者不慎烫伤，局部出现小水疱，注意不擦破，可任其自然吸收。如果水疱较大，可用消毒后的毫针或注射器的针头刺破水疱，放出水液，再用龙胆紫外涂，并用纱布包裹。如果出现化脓者，在灸疮化脓期间，须注意保持局部清洁，防止感染，局部可用敷料保护灸疮，注意适当休息，加强营养，待其自然愈合；如处理不当，灸疮脓液呈黄绿色或有渗血现象，可用消炎药膏或玉红膏外涂。

（二）禁忌证

（1）感觉障碍、语言障碍、听觉障碍、癌症晚期、出血性脑血管病急性期、大量失血、结核病、过饥、过饱、过劳、酒醉等不宜施灸。

（2）对于证属实热及阴虚发热者，一般不宜施灸。

（3）神志障碍者、婴幼儿及孕妇腰骶部和腹部不宜施灸。

七、治疗后的生理反应及并发症

（一）生理反应

施灸后局部皮肤出现潮红、灼热感，属于正常现象，无须特别处理。

（二）并发症

该治疗的并发症较少。

【病案举例】

1.热敏灸技术治疗过敏性鼻炎

某患者，女，47岁，晨起流清涕，鼻塞5年余。每因天气变化时加重，十分烦恼，经医院诊断为过敏性鼻炎。患者进行热敏灸疗法，探查右侧通天穴、上印堂穴存在穴位热敏，于是对上印堂穴进行单点的温和灸。患者感觉热流渗入鼻腔，前额部有酸胀、紧压感，双眼湿润，鼻腔内有大量的清涕。此感觉持续35分钟后，上印堂穴局部皮肤感觉灼热后停灸。然后换灸右侧的通天穴，感觉热流徐徐入脑并扩散至整个头颅。患者自觉头颅温热，灸感持续30分钟以后，透热或热感消失，然后停灸，完成一次热敏灸疗法。治疗结束后鼻塞、流清涕等症状明显减轻，并按照上述的方案治疗12次以后症状消失。

2.热敏灸技术治疗痛经

某患者，女，19岁，学生，未婚，曾因行经期下腹部胀痛伴腰酸2年余加重3个月而就诊。每月月经来潮第一天即出现小腹冷痛，得热则舒，经量少，色紫黯，有块，伴形寒肢冷，冷汗微出，小便清长，舌苔白，脉细或沉紧。曾经采用中药、针刺治疗，效果不佳。体格检查无特殊情况，妇科检查正常。诊断为痛经寒湿凝滞型。治疗以行气散寒、温经止痛为法。临床探查发现，患者最敏感的热敏化腧穴位于关元和次髎附近，即分别施以热敏灸治疗，25分钟后自觉下腹部温热不断渗透，手足回温，且伴有血块流出，腹痛明显缓解。治疗1个疗程后，下腹部胀痛感明显消失，腰骶部酸胀感明显缓解。巩固治疗2个疗程后，3个月经周期内痛经未复发。

第七节　雷火灸技术

一、起源与发展

雷火灸，又名"赵氏雷火灸"，在雷火神针的基础上改变其用法与配方创新发展而成的一种新的灸疗技术。雷火灸技术可促进人体组织的修复和生理功能恢复，与中医的脏腑学说、经络学说相结合，产生一种综合效应。

"灸"是烧灼或烘烤的意思，灸疗是我国古代人们在与疾病做斗争中总结的一种治疗方法。《灵枢》"官能"中有"针所不及，灸之所宜"，这说明了灸的疗效作用。从灸的种类来看，灸可分为火热灸与非火热灸。火热灸又分为悬灸与实按灸两种。在明代出现的雷火神针就是实按灸，它多用于治疗风湿寒痹、闪挫肿痛等疾病，治疗时用7～9层布包裹火头在穴位上熨烫。雷火神针与其他灸法配方不同，用法也不同。雷火灸是继雷火神针之后的另一个新的植物药灸，因具有治病迅速、疗效较好的优势，故名"雷火灸"。雷火灸是由艾绒与其他多种药物组成，形态粗，如大火炮形状，长10 cm，直径3 cm，每支灸重30 g，外有灸具。使用雷火灸时应用悬灸法，在距离皮肤1～5 cm处施灸，可同时使用1～5支药灸。在病灶部位施灸时必须尽量扩大施灸面积，使病灶部位以外的皮肤组织也得到灸疗，可在病灶处选择1～2个阿是穴配用，还可加选与病灶相关的1～3个腧穴。1支雷火灸的燃烧时间为2小时左右。

二、主要特点和作用

（一）主要特点

（1）雷火灸具有易燃烧、火力猛、药力峻、渗透力强、灸疗面广、操作方便、易于推广等特点。

（2）雷火灸燃烧时散发出的芳香气味对细菌生长有抑制作用，可醒脑开窍。

（3）灸条在燃烧时发出的热能形成渗透力较强的红外线，可产生非针似针的刺激作用。

（二）作用

雷火灸技术能起到疏通经络、调和气血、协调脏腑、平衡阴阳、补虚泻实、扶正祛邪的作用。

三、操作方法

雷火灸是以现代解剖学为基础，运用中医辨证施治，治疗时以生理各个系统患病部位为主，以腧穴为辅，使疗效得到保证的施灸新方法。灸的治疗不同于银针治疗，灸是在体表以外施灸治疗，它产生热效应的刺激作用与传导作用不如银针强烈，故以患病部位及扩大范围的治疗方法为主进行直接灸疗，尽量避免对肌体的损伤，减轻患者的痛苦，以取得更好的疗效。雷火灸的治疗是以面罩位带腧穴的治疗方法（面是病灶部位以外的大面积皮肤，罩位是包括病灶部位在内的区域，带腧穴是与患处相关的1～2个或若干个腧穴）。施灸时的技术方法如下：

（1）雀啄法。将雷火灸的火头对准应灸处，采用鸡啄米、雀啄食似的上下移动的方法。这种方法多用于患部和腧穴泄邪气。

（2）小回旋法。将雷火灸的火头对准应灸的部位或穴位，做固定的小回旋转动作。采用顺时针方向旋转，多用于泻法；采用逆时针方向旋转，多用于补法。

（3）螺旋形灸法。将雷火灸的火头对准应灸部位的中心点，逐渐由小到大反复旋转，可旋至碗口大。按顺时针方向螺旋形反复旋转，多用于泻法；按逆时针方向螺旋形反复旋转，多用于补法。

（4）横向灸法。在超越病灶部位施灸，灸时应移动火头方向，左右摆动火头。火头距离皮肤1～2 cm，多用于泻法；火头距离皮肤3～5 cm，多用于补法。

（5）纵向灸法。在超越病灶部位施灸，灸时上下移动火头。火头距离皮肤1～2 cm，多用于泻法；火头距离皮肤3～5 cm，多用于补法。

（6）斜向灸法。在超越病灶部位施灸，灸条火头斜形移动，距离皮肤1～2 cm，多用于泻法；距离皮肤3～5 cm，多用于补法。治疗鼻炎时常采用此法。从印堂穴移到鼻翼两侧的迎香穴，必须采用斜向灸法。

（7）拉辣式灸法。医生用左手三指平压躯干软组织，然后向中心线外侧移动，雷火灸距离皮肤2 cm，保持红火，随着医生的手在患者皮肤上熏烤。在躯干部医生平压肢体软组织向远端移动，雷火灸也须距离皮肤2 cm，保持红火，随着医生的手在患者皮肤上熏烤。每个方位每次拉动距离不少于10 cm，拉动次数以3～5次为佳。

（8）泻法。以上的补法超过半小时，药量增大，渗透加深，就会起到泻法的作用，尤其是超过1小时的温灸法就会变成泻法。

（9）摆阵法。根据病情需要，将温灸斗（一孔式、两孔式等）摆成横阵、竖阵、斜阵、平行阵、丁字阵等来施灸。

四、疗程

雷火灸技术一般治疗7天为1个疗程，灸治每个穴位的时间因不同疾病而异，总治疗时间在30分钟为宜。每天灸1～2次，每灸3个疗程观察疗效。

五、适应证

1.消化系统疾病

雷火灸技术可用于治疗消化系统疾病，如食管贲门失迟缓症、慢性胃肠炎、消化性溃疡、肝硬化腹水等。

2.心脑血管疾病

雷火灸技术可用于治疗心脑血管疾病，如中风及中风后遗症、高血压、心律失常、冠心病等。

3.神经系统疾病

雷火灸技术可用于治疗神经系统疾病，如面神经炎、三叉神经痛、坐骨神经痛、多发性神经炎、肋神经痛等。

4.呼吸系统疾病

雷火灸技术可用于治疗呼吸系统疾病，如感冒、咳嗽、气管炎、哮喘、过敏性鼻炎、肺气肿等。

5.内分泌系统疾病

雷火灸技术可用于治疗内分泌系统疾病，如肥胖症、高脂血症、糖尿病、甲状腺功能亢进症、痛风、更年期综合征等。

6.泌尿系统疾病

雷火灸技术可用于治疗泌尿系统疾病，如前列腺炎、前列腺增生、慢性附睾炎、尿潴留、阳痿、早泄等。

7.骨科疾病

雷火灸技术可用于治疗骨科疾病，如腱鞘炎、扭伤、颈椎病、肩周炎、风湿及类风湿性关节炎、腰椎间盘突出症、腕管综合征、腱鞘囊肿、膝关节骨性关节炎、腰肌劳损、强直性脊柱炎等。

8.妇科疾病

雷火灸技术可用于治疗妇科系统疾病，如痛经、月经不调、闭经、附件及盆腔炎、带下病、不孕症、子宫内膜异位症、子宫脱垂、妊娠呕吐、乳腺增生性疾病等。

9.儿科疾病

雷火灸技术可用于治疗儿科系统疾病，如小儿腹泻、小儿遗尿、小儿厌食、消化不良等。

10.眼科疾病

雷火灸技术可用于治疗眼科疾病，如近视、散光、弱视、干眼症、结膜炎、睑腺炎、白内障、青光眼等。

11.皮肤科疾病

雷火灸技术可用于治疗皮肤科疾病，如疣、湿疹、荨麻疹、痤疮、带状疱疹、冻伤、神经性皮炎、斑秃、白癜风、银屑病等。

六、注意事项和禁忌证

（一）注意事项

（1）使用雷火灸时，火头应与患者皮肤保持一定的距离，切忌火头接触皮肤，以免烫伤。施灸时，应保持红火，随时注意患者的表情，以患者耐受为度，避免灼伤。

（2）医生在进行雷火灸时，可戴一次性手套进行操作。治疗过程中注意对患者其他暴露部位保暖（尤其注意春、秋、冬季节）。

（3）使用温灸盒施灸时，应随时移动温灸盒，温灸盒移动的距离是一个火头的距离，上下左右移动均可。温灸时间较长时，应避免烫伤。

（4）如有皮肤烫伤、灼伤，可用乙醇消毒和降温，或用紫草油涂抹伤处，必要时须遮盖消毒纱布。不宜用手挠伤处。

（5）对于体质虚弱、神经衰弱的患者，治疗时火力宜小；对于精神紧张的患者，应先消除其思想顾虑；对于饥饿的患者，应先进食或喝糖水。

（二）禁忌证

眼外伤、青光眼（眼底处于出血期）、内脏处于出血期、高热、高血压正发期、心力衰竭及早期孕妇等患者忌用雷火灸。

七、治疗后的生理反应及并发症

（一）生理反应

雷火灸治疗时以皮肤发红或微红为度，无须特别处理。

（二）并发症

该治疗的并发症较少。

【病案举例】

1.雷火灸技术治疗肩周炎

某患者，女，54岁，半年前在明显诱因下出现双肩疼痛，活动轻度受限，双肩发凉、麻木，在当地医院进行针灸、理疗、服药，症状有好转，停针、停药后病情反复发作，于2010年10月18日来诊。灸疗肩关节部，取大椎、肩井、肩俞、阿是、曲池、患侧五指冲等穴位。嘱患者取坐立位，点燃2支药灸，将其固定在灸具上，距离皮肤2～3 cm，用旋转、横向、斜向等手法施灸。每移动灸8次为1壮，每壮之间用手按压皮肤，把肩关节及肩关节周围的肌肉、软组织皮肤灸红，以深部组织发热为度，最少灸15分钟。或灸大椎、肩井、肩俞、曲池、患侧五指冲，距离皮肤1.5 cm，用雀啄法，每雀啄7次为1壮，每穴常啄9壮。每天治疗1次，10天为1个疗程，连续灸2个疗程，疗程期间休息3～5天。经6个疗程自告痊愈。随访，未复发。

2.雷火灸技术治疗腱鞘囊肿

某患者，女，40岁，手腕、腕掌可触及一处圆形包块，表面光滑，有囊性波动感，于2013年7月16日来诊。灸疗腱鞘囊肿部位，穴位取劳宫及受累的指趾冲部位。嘱患者取坐立位及卧位，点燃1支药灸，将其固定在单头灸具上。然后对准腱鞘囊肿部位及受累指趾部行纵向灸，灸至皮肤发红，以深部组织发热为度；或用雀啄法，距离皮肤1～2 cm，灸腱鞘囊肿处及受累指趾冲，每雀啄7次为1壮，每处各雀啄7壮，每壮之间用手按压皮肤，再用拇指重压腱鞘囊肿或针刺腱鞘囊肿处。间隔1天灸1次，指压或针扎1次，经3次治疗后自告痊愈。

第四章

中医外治法之拔罐法

第一节　拔罐技术

一、起源与发展

远在石器时期，生活环境和劳动条件极端恶劣，古人在生产生活实践中会患疮疡脓疡，偶然运用兽角来吸拔脓血后疼痛减轻。此后，兽角经常被用于治疗疼痛，故被称为"角法"，一直延续至今。

1973年，湖南长沙马王堆汉墓出土的古代医书《五十二病方》记载："牡痔居窍旁，大者如枣，小者如枣者，方以小角角之，如熟二斗米顷，而张角，系以小绳，剖以刀。其中有如兔，若有坚血如扬末而出者，即已。"这是现存关于应用角法治疗疾病的最早记载。

角法在晋唐时期得到发展，如葛洪的《肘后备急方》记载："姚方，若发肿至坚而有根者，名曰石痈。当上灸百壮，石子当碎出，不出者，可益壮，痈、疽、瘤、石痈、结筋、瘰，皆不可就针角，针角者少，有不及祸者也。"这说明晋代开始重视角法的禁忌证。唐代是医学发展的黄金时期，唐太医署设立医科、针科、按摩科、咒禁科四科，同时又将医科分为体疗（内科）、疮肿（外科）、少小（儿科）、耳目口齿（五官科）和角法（拔罐疗法）五科。唐太医署将角法作为专科，说明其在医学上有一定的实用价值。

宋代的《太平圣惠方》中记载："夫痈疽者，头少肿处多……诸发肿都软而不痛者，即并宜针烙，若发于背者，即须用水角，乃得痊矣。""凡疗痈疽发背，肿高坚硬，脓稠焮盛色赤者，宜水角，陷下肉色不变，软慢稀者，不用水角……"该书论述了水角的适应证、禁忌证、操作方法及误用情况等。

明清时期，拔罐疗法得到快速发展。明代《普济方》中的取穴法提到煮竹筒法治疗骨蒸。又如《外科正宗》中记载："半月之后脓亦少，须将药筒对顶拔提，有脓血之交粘，必腐肉之易脱。如疮半月后仍不腐溃、不作脓者，毒必内陷，急用披针品字样，当原顶寸许点开三孔，随疮之深浅一寸、二寸皆可入之，入针不痛，再深入不妨，随将药筒预先煮热，对孔窍合之良久，候温取下，如拔出之物，血要红而微紫，脓要黄而带鲜，此为血气营运活疮，其人必多活；又谓脓血交粘，用药可全，色鲜红活，腐肉易脱。如拔出瘀血紫黑，色败气秽，稀水无脓者，此为气血内败死疮。所谓气败血衰，神仙叹哉！此等之疮难久，候其人必在月终亡。"

后来，由于社会因素和政治原因，从清末一直到中华人民共和国成立初期，拔罐疗法发展缓慢。中华人民共和国成立后，在党和国家的领导下医学得到飞速发展，拔罐疗法也得到很大的重视，《中医外科学》《针灸学》《家用拔罐治病小窍门》《中国拔罐健康法》《中华拔罐疗法大全》《拔罐保健全书》等图书的出版，说明了拔罐疗法在中医治疗史中有一定的学术地位。

二、主要特点和作用

（一）主要特点

拔罐技术具有适应证广，疗效快，易学、易懂、易推广，经济实用，副作用小等特点。

（二）作用

（1）拔罐技术能吸毒排脓，促进伤口的愈合和身体的康复。

（2）拔罐技术能牵拉肌肉，提高痛阈，缓解疲劳。

（3）拔罐技术能促进血液循环，加快新陈代谢。

（4）拔罐技术能调整免疫功能，增强自身抵抗力。

（5）拔罐技术能兴奋神经，调整机体机能状态。

三、操作流程

1.罐具的选择

根据患者年龄大小、病症、操作部位的不同，选择不同材质、不同规格的罐具。罐体应完整无损，罐口光滑、无毛糙，罐的内壁应擦拭干净。

2.消毒

医生在操作前，应对罐具进行消毒，不同材质、不同用途的罐具可采用不同的消毒方法。玻璃罐用2 000 mg/L的84消毒液浸泡（消毒液每周更换2次）或75%乙醇棉球反复擦拭；对用于刺络拔罐或污染血液、脓液、毒液的玻璃罐应一罐一用，并用2 000 mg/L的84消毒液浸泡2小时（疑有乙肝病毒者应浸泡10小时）。塑料罐具可用75%乙醇棉球反复擦拭，竹制罐具可煮沸后再消毒。拔罐的部位一般不需要消毒，但采用针罐法时，应用75%乙醇或0.5%～1.0%碘附棉球在针刺部位消毒。操作前医生应用肥皂水清洗双手，用针罐法时予以75%乙醇或0.5%～1.0%碘附棉球擦拭双手。

3.操作环境

操作环境应保持清洁卫生，室内应保持安静，温度适宜，避免患者受凉。

4.体位选择

选择患者舒适、医生便于操作的治疗体位，如坐位、俯卧位、仰卧位等。

5.操作部位

根据病症选取适当的治疗部位，以肌肉丰厚处为宜，常取背、腹、胸、腰、臀部、四肢近端等部位。

6.操作方法

（1）火罐。

闪火法：用止血钳或镊子夹住95%乙醇棉球，一手握罐体，罐口朝下，将棉球点燃后立即伸入罐内旋转数圈，随即退出，并迅速将罐扣于治疗部位。

贴棉法：将直径1～2 cm的95%乙醇棉片贴于罐内壁，点燃棉片后迅速将罐扣于治疗部位。

（2）水罐。

水煮法：将竹罐放入水或药液中煮沸2～3分钟，然后用镊子将罐倒置（罐口朝下）夹起，迅速用多层干毛巾捂住罐口片刻，以吸去罐内的液体，降低罐口温度（但保持罐内热气），趁热将罐扣于治疗部位，然后轻按罐具30秒左右，使其吸收牢固。

蒸汽法：将水或药液（不超过壶嘴）放在小水壶内煮沸，至水蒸气从壶嘴或套于壶嘴的皮管内大量喷出时，将壶嘴或皮管插入罐内2～3分钟后取出，迅速将罐扣于治疗部位。

（3）抽气罐。

先将抽气罐紧扣在治疗部位，再用抽气筒将罐内的部分空气抽出，使其吸拔于皮肤上。

（4）其他罐。

如拔挤气罐、电磁罐、远红外线罐、药物多功能罐等，均根据其说明书操作。

7.应用方法

（1）闪罐。用闪火法将罐吸拔于治疗部位，随即取下，再吸拔，再取下，反复吸拔至局部皮肤潮红，或以罐体底部发热为度。动作须迅速且准确，必要时也可在闪罐后留罐。

（2）留罐。将吸拔在皮肤上的罐具留置一定时间，使局部皮肤潮红，甚至呈紫红色后再将罐具取下。留罐时间一般为5～15分钟，若肌肤反应明显、皮肤薄弱的患者则可缩短留罐时间。

（3）走罐。先于施术部位涂抹润滑剂（常用凡士林、医用甘油、液状石蜡或润肤霜等），也可用温水或药液，同时将罐口涂上油脂。用罐吸拔后，一手握住罐体，略用力将罐沿着一定路线反复推拉，以走罐部位皮肤出现紫红为度。推罐时用力应均匀，防止罐具漏气后脱落。

（4）排罐。沿某一经脉或某一肌束的体表位置顺序成行排列，吸拔多个罐具。

四、疗程

拔罐应每天1次，5天为1个疗程。

五、适应证

1.肺系疾病

拔罐技术可用于治疗肺系疾病，如慢性阻塞性肺疾病、肺炎、百日咳等。

2.消化系统疾病

拔罐技术可用于治疗消化系统疾病，如神经性腹部不适症、消化道溃疡、顽固性呃逆、肋间神经痛等。

3.神经内科疾病

拔罐技术可用于治疗神经内科疾病，如三叉神经痛、抑郁、焦虑、臀上皮神经炎、颈源性头痛等。

4.心血管系统疾病

拔罐技术可用于治疗心血管系统疾病，如劳力性心绞痛。

5.内分泌系统疾病

拔罐技术可用于治疗内分泌系统疾病，如中心性肥胖症、单纯性肥胖症等。

6.外科疾病

拔罐技术可用于治疗外科疾病，如乳痈、毒蛇咬伤、妇科Ⅲ类开腹手术、胸肋伤等。

7.妇科疾病

拔罐技术可用于治疗妇科疾病，如慢性盆腔炎。

8.儿科疾病

拔罐技术可用于治疗儿科疾病，如小儿支气管肺炎、小儿肺炎等。

9.皮肤科疾病

拔罐技术可用于治疗皮肤科疾病，如带状疱疹、痤疮、慢性荨麻疹、银屑病急性期、面部黄褐斑、外侧皮神经病等。

10.五官科疾病

拔罐技术可用于治疗五官科疾病，如面肌痉挛、慢性鼻炎等。

11.骨伤科疾病

拔罐技术可用于治疗骨伤科疾病，如颈部软组织劳损、骨质增生症、落枕、纤维肌痛综合征、慢性腰痛、肩周炎、非特异性下腰痛等。

六、注意事项和禁忌证

（一）注意事项

拔罐前应注意清洁、消毒，选取适宜部位。拔罐时间应适宜，拔罐不宜过勤。拔罐后不可立即洗澡等。

（二）禁忌证

（1）中度或重度心脏病、心力衰竭、全身性水肿、有出血倾向（如血友病、紫癜等）、失血症（如咯血、呕血、吐血、便血等）、白血病、恶性肿瘤、高热、全身剧烈抽搐或痉挛、重度神经质、活动性肺结核、狂证不能合作者、施术部位产生溃疡、受术局部有疝气史、月经病、外伤骨折等不采用拔罐技术。

（2）极度衰弱、醉酒、过劳、过饥、过饱、过渴、皮肤失去弹性及皮肤高度过敏的患者应慎用拔罐。凡大血管通过之处、乳头心搏处、鼻部、耳部、前后阴、静脉曲张处、浅显动脉分布处（如腹股沟动脉搏动处、足背动脉搏动处、颈前上端两侧的颈动脉搏动处等）、孕妇腹部及腰骶部，应当慎用拔罐。

七、治疗后的生理反应及异常情况处理

（一）生理反应

拔罐治疗时，周围局部肌肉紧张，局部红润，毛孔散大。

（二）异常情况处理

（1）极少数情况下会出现局部疼痛，如针口过于胀痛，或酸胀痛感向其他处传感，难以忍受，应起罐，并调整针的深度或刺向，待反应减轻后再进行拔罐。

（2）吸入含有过量乙醇后造成局部皮肤烫伤，应立即起罐。起罐后，涂甲紫药水，并加以包扎，以预防感染。

（3）留针拔罐时，选择的罐具太小，毫针太长，吸罐时罐具触碰针柄而导致受伤。拔罐前应根据拔罐部位，选择合适的针具和罐具。

【病案举例】

1.拔罐技术治疗支气管哮喘

某患者，50岁，哮喘25年，伴花粉过敏症，2015年2月3日初诊。主诉失眠，伴花粉过敏症，25年前进行脱敏治疗后，诱发支气管哮喘，每天必

须使用抗过敏药和防治哮喘的气雾剂控制。经拔罐技术治疗7次后，不再使用任何药物，哮喘、失眠及花粉过敏症等所有症状消失。此后每5周做1次治疗，一直持续到2019年10月24日做最后1次治疗，期间没有使用任何预防和缓解哮喘发作的药物，哮喘也没有发作。

2.拔罐技术治疗荨麻疹

某患者，男，60岁，全身游走性皮疹伴瘙痒20余年。20余年前患者因淋雨后全身突发大块红色风疹块，刚开始全身散在分布，随后逐渐增大并隆起，融成大片，伴有瘙痒，数小时后自行消退，伴胃脘灼痛、恶心呕吐、腹痛、腹泻。经服西药后好转，因忙碌未彻底治疗，后来因遇冷或饮食不当都会出现全身游走性皮疹伴瘙痒，并且发作时间逐渐延长，间断时间逐渐减少。经中西医多方治疗，不能根治，长年口服仙特敏，遇到环境变化仍然加重。经拔罐治疗1次后有效，3次后病情好转，10次为1个疗程，治疗1个疗程后休息1周，再继续治疗下1个疗程。1年后随访，未发作。

第二节 针罐技术

一、起源与发展

东晋葛洪的《肘后备急方》有兽角拔血治疮疡的记载。拔罐的形式分为单罐和留罐，单罐再进一步发展为多罐，留罐发展为闪罐和走罐。单独拔罐发展为综合应用的药罐、针罐、刺血拔罐，于是出现了针罐技术。

二、主要特点和作用

针罐技术是将针刺与拔罐相结合，以治疗疾病为目的的一种方法。针罐技术的作用是扶正祛邪、疏通经络、调和阴阳。

三、操作流程

（1）患者取适宜体位，充分暴露待拔的腧穴。

（2）医生选择合适的玻璃罐备用。

（3）将毫针直刺入一定深度，行针、得气后，留针。

（4）用闪火法在针刺点处留罐，一般留罐10～15分钟，以局部皮肤潮红、充血或瘀血为度。

（5）起罐后出针。

四、疗程

针罐技术每天治疗1次，7～10天为1个疗程。

五、适应证

针罐技术适宜治疗腰痛病（急性腰扭伤）、肩周炎、风湿痹痛等。

六、注意事项和禁忌证

（一）注意事项

（1）针罐技术多用于肌肉丰厚部位的腧穴，胸背部穴位不宜使用针罐技术。

（2）根据显露在体外针身、针柄的长短，结合拔罐部位，选择合适的罐具，以罐底不压住毫针针尾为宜。

（3）留罐时定位须准确，应以针刺为中心留罐，不能过度偏倚。

（4）吸拔力度须适中。

（二）禁忌证

（1）精神过于紧张、醉酒、过饥、过饱、过劳、抽搐者不使用针罐技术。

（2）重度心脏病，呼吸衰竭，皮肤局部溃烂或高度过敏，活动性肺结核，全身消瘦以致皮肤失去弹性，全身高度浮肿及恶性肿瘤患者不使用针罐技术。

（3）出血性疾病患者不使用针罐技术。

（4）妊娠妇女的腹部、腰骶部及五官部位、前后二阴等不使用针罐技术，面部及儿童禁用重手法。

（5）局部有疝疾病（如脐疝、腹壁疝、腹股沟疝等）、静脉曲张、癌肿等不使用针罐技术。

七、治疗后的生理反应及并发症

（一）生理反应

起罐及出针后可能出现局部胀、痛、麻或沉重感，少数患者出现局部血肿，无须特别处理。

（二）并发症

该治疗的并发症较少，有极少数患者会出现晕针的情况。

【病案举例】

针罐技术治疗急性腰扭伤

某患者，男，30岁，公司职员，2008年5月10日初诊。患者一天前由于弯腰搬重物突然改变体位而致腰部扭伤。腰部及臀部疼痛剧烈，以右侧较重，身体辗转困难，由家属搀扶来院，经X线片检查腰椎未见异常，故诊断为急性腰扭伤。针灸选阴陵泉、足三里、肝俞、脾俞、肾俞、大肠俞、夹脊、阿是加右侧环跳、右侧八髎、丘墟、照海，配合拔罐治疗。在右侧腰骶部压痛点放血治疗，经治疗1次后，患者即能独立行走，治疗2次后痊愈，未见复诊。

第三节　刺络拔罐技术

一、起源与发展

刺络拔罐技术是运用皮肤针叩刺患处，再局部拔火罐，以治疗疾病为目的的一种方法。刺络拔罐技术是在刺络法与拔罐法相结合的基础上发展而来的一种现代治疗技术。刺络法早在《黄帝内经》中就有记载，毛刺、浮刺等即为刺络法的雏形。拔罐法在马王堆汉墓出土的医帛书《五十二病方》中也有载录。

二、主要特点和作用

刺络拔罐技术具有操作简便、疗效确切、适应证广、见效快等优点，在临床上应用日趋广泛。刺络拔罐技术具有扶正祛邪、疏通经络、通和阴阳的作用。

三、操作流程

（1）患者取适宜体位，充分暴露待拔的腧穴。

（2）医生选择合适的玻璃罐备用。

（3）医生须戴消毒手套，用碘附消毒施术部位，持三棱针（或一次性注射器针头）点刺局部使之出血，或用皮肤针叩刺出血。

（4）用闪火法在针刺点留罐，一般留罐10～15分钟，以局部皮肤潮红、充血或瘀血为度。

（5）起罐不能迅猛，避免罐内污血喷射而污染周围环境。用消毒棉签清理皮肤上残存的血液，清洗罐具后再进行消毒。

四、疗程

刺络拔罐技术可3天治疗1次，2周为1个疗程。

五、适应证

刺络拔罐技术适宜治疗腰痛病（急性腰扭伤）、肩周炎、风湿痹痛、顽固性皮肤病等。

六、注意事项和禁忌证

（一）注意事项

（1）勿在大血管上行刺络拔罐技术。

（2）根据病情确定点刺深度、出血量、治疗的间隔时间。一般来说，同一部位应间隔数天再进行治疗，但对于实热、热毒深重者也可以每天治疗1次。

（3）应在以刺血管部位为中心的位置拔罐。

（二）禁忌证

（1）精神过于紧张、醉酒、过饥、过饱、过劳、抽搐者不可采用刺络拔罐技术。

（2）重度心脏病，呼吸衰竭，皮肤局部溃烂或高度过敏，活动性肺结核，全身消瘦以致皮肤失去弹性，全身高度浮肿及恶性肿瘤患者，不可采用刺络拔罐技术。

（3）出血性疾病患者不可采用刺络拔罐技术。

（4）妊娠妇女的腹部、腰骶部及五官部位、前后二阴等不可采用刺络拔罐技术，面部及儿童禁用重手法。

（5）局部有疝疾病（如脐疝、腹壁疝、腹股沟疝等）、静脉曲张、癌肿等不可采用刺络拔罐技术。

七、治疗后的生理反应和并发症

（一）生理反应

起罐及出针后可能出现局部胀、痛、麻或沉重感，少数患者出现局部血肿，无须特别处理。

（二）并发症

该治疗的并发症较少，有极少数患者会出现晕针的情况。

【病案举例】

1.刺络拔罐技术治疗皮肤瘙痒

某患者，男，41岁，于2008年10月15日就诊。患者自诉半个月前无明显诱因出现全身剧烈瘙痒，伴有散发性红色风团。在诊所静脉滴注葡萄糖酸钙注射液，口服氯雷他定片，外用复方地塞米松软膏。用药后风团消失，瘙痒减轻。3天前停药，上述症状复发，立即来医院就诊。患者全身可见散发性红色风团，瘙痒不适，口干，心烦，夜间难以入眠，小便正常，大便干，3天未解，舌质红，苔薄黄，脉滑数。中医诊断为瘾疹证，属风热型。给予尺泽、委中、曲池三棱针点刺放血，随后拔罐治疗，每周2次，配合大椎、膈俞、百虫窝微创埋线治疗，7天治疗1次。治疗1个疗程后，皮疹及皮肤瘙痒均消失，半年后随访，未见复发。

2.刺络拔罐技术治疗腰部疼痛及腿麻

某患者，男，45岁，主诉腰部疼痛伴腿麻，反复发作5年，加重1周。患者曾进行多种治疗，但疗效不明显。此次症状加重后MRI提示L3～L4和L4～L5椎间盘突出伴硬膜囊受压。现右侧小腿和足背麻木无力，不能踩刹车。腰部体检，腰椎生理曲线变直，腰椎左凸，L3～L4和L4～L5椎旁压痛伴放射感。右侧小腿肌肉轻度萎缩。在腰部和委中处刺络放血和按摩各6次后症状明显好转，治疗10次后症状完全消失，可恢复正常工作。

第四节　刮痧拔罐技术

一、起源与发展

刮痧拔罐技术是在刮痧法与拔罐法相结合的基础上发展而来的一种现代治疗技术。刮痧法的雏形可追溯到旧石器时代，人们在患病时用手抚摸或石片捶击体表某一部位，有时竟使疾病获得缓解，通过长期的发展与积累，逐步形成了砭石治病的方法。砭石疗法是刮痧疗法的萌芽，刮痧疗法是砭石疗法的延续、发展，或是另一种存在形式。拔罐法在马王堆汉墓出土的医帛书《五十二病方》中也有载录。

二、主要特点和作用

刮痧拔罐技术是根据中医十二经脉及奇经八脉，遵循"急则治其标"的原则，运用手法强刺激经络，将黏在血管壁的瘀血清除到血管外，然后再经血液重新吸入血管，经过全身的循环，将刮出表层及拔罐吸附而出的深层废物通过尿液排出，从而起到促进代谢、排出毒素、去除淤积的作用。

三、操作流程

（1）患者取适宜体位，充分暴露待拔的腧穴。

（2）医生选择合适的刮痧板和玻璃罐备用。

（3）涂抹刮痧油，以刮痧板的边缘为接触面呈45°角，由上往下，由内向外，单方向施术。每个部位刮3～5分钟，以出痧（即表面出现暗红色斑点）或患者耐受为度。

（4）用闪火法以针刺点留罐，一般留罐10～15分钟，以局部皮肤潮红、充血或瘀血为度。

四、疗程

刮痧拔罐技术一般5天治疗1次，6次为1个疗程。

五、适应证

刮痧拔罐技术适宜治疗腰痛病（急性腰扭伤）、肩周炎、风湿痹痛、小儿外感疾病等。

六、注意事项和禁忌证

（一）注意事项

（1）刮痧治疗时应注意室内温度，患者应注意保暖，避免刮拭部位受凉。

（2）出痧后30分钟内忌洗凉水澡。

（3）刮痧部位未退痧之前，不宜在原处再次进行刮痧。

（4）出痧后出现不适症状，应立即到医院诊治。

（5）拔罐时须选择大小合适的罐具，吸拔力度须适中。

（二）禁忌证

（1）精神过于紧张、醉酒、过饥、过饱、过劳、抽搐者不采用刮痧拔罐技术。

（2）重度心脏病，呼吸衰竭，皮肤局部溃烂或高度过敏，活动性肺结核，全身消瘦以致皮肤失去弹性，全身高度浮肿及恶性肿瘤患者，不采用刮痧拔罐技术。

（3）出血性疾病患者不采用刮痧拔罐技术。

（4）妊娠妇女的腹部、腰骶部及五官部位、前后二阴等不采用刮痧拔罐技术，面部及儿童禁用重手法。

（5）局部有疝疾病（如脐疝、腹壁疝、腹股沟疝等）、静脉曲张、癌肿等不采用刮痧拔罐技术。

七、治疗后的生理反应及并发症

（一）生理反应

刮痧及起罐后施术部位可能出现大面积充血痧点，局部发痒、胀痛、有沉重感，无须特别处理。

（二）并发症

该治疗的并发症较少，有极少数患者会出现晕刮、晕罐等情况。

【病案举例】

1.刮痧拔罐技术治疗发热、鼻塞、咳嗽等

某患者，女，5岁，2008年10月因发热、鼻塞、咳嗽1天到门诊初诊，其症状为发热、鼻塞、流涕、打喷嚏、咳嗽，无喘息及呼吸困难，无汗，大便干，小便清长。查体：体温38.2℃，神志清楚，但精神不振，咽不红，扁桃体Ⅰ度，未见脓性分泌物。心、肺（－），舌质淡红，苔薄白，脉弦滑。中医诊断为感冒（属风寒证），西医诊断为上呼吸道感染。以解表宣肺为治疗方法，刮痧，取风府、风池、膀胱经；拔罐，取尺泽、天突、华盖、风池、足三里、大椎、肺俞；指针，取尺泽、风府、风池、华盖、合谷、少商、商阳、曲池、肺俞。经治疗后，患者自诉咳嗽、鼻塞等症状明显减轻，第二天体温恢复正常，但仍有轻微鼻塞、流涕、咳嗽。隔天再予指针、拔罐治疗，共治疗2次，诸症消失，调理而愈。

2.刮痧拔罐技术治疗高血脂症

某患者，男，40岁，主诉后背疼痛、头疼、头晕、失眠、健忘、胸闷、憋气1个月。舌红苔黄，脉弦。B超检查有轻度脂肪肝，西医诊断为高血脂症。以常规取穴方法治疗。针刺内关、百会、三阴交、心俞、肝俞，留针30分钟。在背部膈俞、肝俞、胆俞、脾俞、胃俞、肾俞刮痧，并在膈俞、肝俞处刺络拔罐。留针10分钟，出血5 mL。

使用此法治疗1次后，患者即感背部疼痛缓解，复诊时胸闷、憋气症状消失，连续治疗10次后患者症状基本消失，可恢复正常的工作和生活。

按：慢性疲劳综合征在临床表现为虚劳，发病主要与肝、脾、肾有关，多为虚实夹杂、本虚标实。气血亏虚、筋脉失养、脉络空虚，则易受外邪侵袭引发诸证。治疗时在背部刮痧可以升提阳气，起到固本的效果；刺络拔罐则起到祛瘀生新、扶正祛邪、调节脏腑气血阴阳平衡的作用。

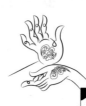

第五章

中医外治法之其他疗法

第一节 骨折整复技术

一、起源与发展

从战国、秦汉时期开始，我国从奴隶社会进入封建社会，政治、经济、文化都有显著的进步，骨伤科基础理论亦初步形成。长沙马王堆汉墓发掘的医学帛书表明了当时骨伤科诊疗技术的进步。《足臂十一脉灸经》《阴阳脉死候》两部文献均记载了骨折整复技术的相关理论和操作要领。东晋葛洪的《肘后备急方》是世界上最早记载颞颌关节脱位整复方法的文献，即"令人两手牵其颐已，暂推之，急出大指，或咋伤也"。书中还首次记载了用竹片夹板固定骨折，即"疗腕折、四肢骨破碎及筋伤蹉跌方：烂捣生地黄熬之，以裹折伤处，以竹片夹裹之"。中医骨折整复技术无论是在古代还是现代，都有极高的临床应用价值。

二、主要特点和作用

（一）主要特点

古人将手法明确概括为摸、接、端、提、按、摩、推、拿8种整复手法。《医宗金鉴》中对正骨八法各自的适应证、手法要领、注意事项等均有详细描述。其所述摸法实属诊断性手法，"摸者用手细细触摸所伤之处"，以明确病位、伤情，即所谓"以手摸之，自悉其情"，然后方可依法施治。接法强调凡骨之跌伤错落，或断而两分，或折而陷下，或碎而散乱，或歧而旁突，应明悉具体情状，"相其形势，缓缓接之"，方可收到预期效果。至于端法的运用则强调手法慎当"酌其轻重"，依据伤情"或从下往上端，或从外向内托，或直端、斜端"，不可拘一，力求做到不偏不倚，方可望"愈后无长短不齐之患"。对于提法，则着重指出因人因病制宜，或用手提，或以绳帛提牵。而无论选用何法，皆当"量伤之轻重深浅"而施治，否则"倘重者轻提，则病莫能愈；轻者重提，则旧患虽去，而又增新患矣"。按法、摩法乃适用于筋未断而皮肤筋肉受伤，但肿硬麻木，或跌仆闪失，以致骨缝开错，气血郁滞，为肿为痛者。运用此法，"按其经络，以通郁闭之气，摩其壅聚，以散瘀结之肿，其患可愈"。推法、拿法系用于正骨复位，或外伤"肿痛已除，伤痕已愈，而筋急筋纵，气血流行不畅者"。这就是后世所称的中医伤科正骨八法。

（二）作用

随着现代科学技术的发展，现代化的诊断设备日新月异，这些手法对骨折的诊断和治疗仍具有重要意义。正骨八法为伤科临证首要。伤科患者有骨折、脱位、伤筋等不同的病理变化。一般病情较急，且多危重证候。骨折脱位不施以手法则无以正其畸形、错位，伤筋者更当以手法理筋，活血散瘀。《医宗金鉴·正骨心法要旨》中提出医者实施手法要求掌握以下几点：一是"须心明手巧"，熟悉人体的骨度，施行手法前要明确诊断，"必素知其体相，识其部位，一旦临证，机触于外，巧生于内，手随心转，法从手出"；二是"视其虚实酌而用之"；三是"手法亦不可乱施"，须轻重适宜。以上整复原则，一直被后学者所遵循，影响深远。

三、操作方法

1.拔伸

拔伸是正骨手法中重要的步骤，用于克服肌肉拮抗力，矫正患肢的重叠移位，恢复肢体的长度。按照"欲合先离，离而复合"的原则，在拔伸时，肢体先保持在原来的位置，沿肢体的纵轴，由远近骨折段进行对抗牵引。然后按照整复步骤改变肢体的方向，持续牵引。牵引力的大小以患者肌肉强度为依据，须轻重适宜，持续稳妥。儿童、老年人及女性患者，牵引力不能太大。青壮年男性患者，肌肉发达，牵引力应加大。对肌群丰厚的患肢，如股骨干骨折应结合骨牵引，但股骨干肌肉发达，在麻醉的情况下骨折的重叠移位容易矫正，如果用力过大，常使断端分离，难以愈合。

2.旋转

旋转主要矫正骨折断端的旋转畸形。肢体出现旋转畸形时，医生可手握其远段，在拔伸下围绕肢体纵轴顺时针或逆时针旋转，以恢复肢体的正常生理。

3.屈伸

医生一手固定关节的近段，另一手握住远段，沿关节的冠轴摆动肢体，以整复骨折脱位。如伸直型的肱骨髁上骨折，须在牵引下屈曲，屈曲型则须伸直。如伸直型的股骨髁上骨折，可以在胫骨结节处穿针，在膝关节屈曲位牵引；反之，屈曲型的股骨髁上骨折，则需要在股骨髁上处穿针，将膝关节处于半屈伸位牵引，骨折才能复位。

4.提按

重叠、旋转及成角畸形矫正后，侧方移位就成为骨折的主要畸形。对于侧方移位，医生可将掌、指分别置于骨折断端的前后或左右，并用力夹挤，迫其就位。侧方移位可分为前后侧移位和内外侧移位。前后侧（即上下侧或掌背侧）移位可用提按手法。操作时，医生的两手拇指按住突出的骨折一端向下，两手四指提下陷的骨折另一端向上。

5.端挤

内外侧（即左右侧）移位用端挤手法。操作时，医生一手固定骨折近端，另一手握住骨折远端，用四指向医生方向用力称为端，用拇指反向用力称为挤，将向外突出的骨折端向内挤迫。经过提按、端挤手法，骨折的侧方移位即得矫正。但在操作时手指用力须适当，方向须正确，部位须对准，着力点须稳固。医生的手指与患者的皮肤须紧密接触，通过皮下组织直接用力于骨折端，切忌在皮肤上来回摩擦，以免损伤皮肤。

6.摇摆

摇摆手法用于横断型、锯齿型骨折。经过上述整骨手法,一般的骨折基本可以复位,但横断型、锯齿型骨折的断端间可能仍有间隙。为了使骨折端紧密接触,增加稳定性,医生可用两手固定骨折部,由助手在维持牵引下轻轻地左右或前后方向摆动骨折的远段,待骨折断端的骨擦音逐渐变小或消失,则骨折断端已紧密吻合。

7.触碰

触碰,又称叩击,主要适用于需使骨折部紧密嵌插者。横断型骨折发生于干骺端时,骨折整复夹板固定后,可用一手固定骨折部的夹板,另一手轻轻叩击骨折的远端,使骨折断端紧密嵌插,复位更加稳定。

8.分骨

分骨是用于矫正两骨并列部位的骨折,如尺桡骨、胫腓骨、掌骨、跖骨骨折等,骨折段因受骨间膜或骨间肌的牵拉而呈相互靠拢的侧方移位。整复骨折时,可用两手拇指及食指、中指、无名指由骨折部的掌背侧对向夹挤两骨间隙,使骨间膜紧张,将靠拢的骨折端分开,远近骨折段相对稳定,并列双骨折就像单骨折一样一起复位。

9.折顶

横断型或锯齿型骨折,如患者肌肉发达,单靠牵引力量不能完全矫正重叠移位时,可用折顶法。医生两手拇指抵于突出的骨折一端,其他四指重叠环抱于下陷的骨折另一端,在牵引下两手拇指用力向下挤压突出的骨折端,加大角度,依靠拇指的力量,估计骨折的远近端骨皮质已经相顶时,而后骤然反折。反折时环抱于骨折另一端的四指将下陷的骨折端猛力向上提起,而拇指仍然用力将突出的骨折端继续下压,这样较容易矫正重叠移位畸形。力度的大小,依原来重叠移位的多少而定。用力的方向可正可斜。单纯前后移位者,正位折顶;同时有侧方移位者,斜向折顶。通过这一手法不但可以解决重叠移位,而且可以矫正侧方移位。此法多用于前臂骨折。

10.回旋

回旋多用于矫正背向移位的斜型、螺旋型骨折，或有软组织嵌入的骨折。有软组织嵌入的横断型骨折，须加重牵引，使两骨折段分离，解脱嵌入骨折断端的软组织，而后放松牵引。医生分别握远近骨折段，按原来骨折移位方向逆向回转，使断端相对，通过断端的骨擦音来判断嵌入的软组织是否完全解脱。背向移位的斜面骨折，即使用大力牵引也很难使断端分离，因此必须根据受伤的力学原理，判断背向移位的途径，以骨折移位的相反方向，施行回旋方法。操作时，必须谨慎，两骨折段需相互紧贴，以免损伤软组织。若回旋时感到有阻力，应改变方向，使背向移位的骨折达到完全复位。

11.蹬顶

蹬顶通常由一个人来操作，常用在肩、肘关节脱位以及髋关节前脱位。以肩关节为例，患者仰卧床上，医生立于患侧，双手握住伤肢腕部，将患肢伸直并外展。医生脱去鞋子，用足底蹬于患者腋下（左侧脱位用左足，右侧脱位用右足），足蹬手拉，缓慢用力拔伸牵引，使患肢外旋、内收，同时足跟轻轻用力向外顶住肱骨头，即可复位。

12.杠杆

本法是以杠杆为支撑点，力量较大，多用于难以整复的肩关节脱位或陈旧性脱位。采用一根长1 m、直径为4～5 cm的圆形木棒，中间部位以棉垫裹好，置于患侧腋窝，两位助手上抬，医生双手握住腕部，并外展40°向下牵引，解除肌肉痉挛，使肱骨头摆脱盂下的阻挡，则可容易复位。整复陈旧性关节脱位，外展角度须增大，各方面活动范围广泛，以松解肩部粘连。本法因支点与牵引力量较大，活动范围亦大，如有骨质疏松和其他并发症应慎用，注意勿损伤神经及血管。此外，椅背复位法、梯子复位法等均属于杠杆法。

四、疗程

一般一次整复到位，固定、包扎即可，如整复部位有松动，应视情况再次整复调整。

五、适应证

骨折整复技术的适应证主要包括肱骨干骨折、肱骨髁上骨折、尺骨鹰嘴骨折、桡尺双骨干骨折、桡骨远端骨折、掌骨骨折、股骨颈骨折、股骨干骨折、胫骨骨折等。

六、注意事项和禁忌证

（一）注意事项

（1）明确诊断复位之前，医生须对病情有充分了解，并根据病史、受伤机制和X线片做出诊断。

（2）掌握复位标准，骨折断端发生移位后，应认真整复，争取达到解剖学对位或接近解剖学对位。若某些骨折不能达到解剖学对位，应根据患者年龄、职业及骨折部位的不同，达到功能对位。所谓功能对位，即骨折在整复后无重叠移位，旋转、成角畸形得到纠正，肢体的力线正常，长度相等，骨折愈合后肢体的功能可以恢复到满意程度，不影响患者的工作或生活。如老年患者，虽骨折对位稍差，肢体有轻度畸形，只要关节活动不受影响，自理生活无困难，疗效亦算满意。治疗儿童骨折时须注意肢体外形，不能遗留旋转及成角畸形，轻度的重叠及侧方移位，在发育过程中可自行矫正。

（3）抓住整复时机，整复时间越早越好。骨折后半小时内，局部疼痛、肿胀较轻，肌肉尚未发生痉挛，最容易复位。伤后4～6小时内局部瘀血尚未凝结，复位也较容易。一般成人伤后7～10天内可考虑手法复位，但时间越长，复位难度就越大。

（4）根据患者的具体情况，选择有效的止痛或麻醉方式。患者伤后时间不长，骨折又不复杂，可用0.5%~2.0%利多卡因局部浸润麻醉；如果伤后时间较长，局部肿硬，骨折较复杂，估计复位有一定困难者，上肢采用臂丛神经阻滞麻醉，下肢采用腰麻醉或坐骨神经阻滞麻醉，尽量不采用全身麻醉。

（二）禁忌证

密切关注患者身体变化情况，对多发性骨折，气血虚弱，严重骨盆骨折，发生出血性休克，以及脑外伤重症等，均须暂缓整复。

七、治疗后的生理反应及并发症

（一）生理反应

骨折整复后，骨折部位局部可出现疼痛、肿胀、麻木、瘀斑、皮肤擦伤，以及局部肿痛、焮热等症状。全身生理反应可出现低热、乏力、周身不适，且伴有口渴、口苦、小便短赤、夜寐不安等症状，脉多浮数而紧，舌苔黄腻或白腻。

（二）并发症

早期并发症主要包括休克、内脏损伤、脂肪栓塞综合征、重要周围组织（动脉、神经、脊髓）损伤、骨-筋膜室综合征等。晚期并发症主要包括坠积性肺炎、局部感染及泌尿系感染和结石、骨化性肌炎、关节僵硬、缺血性骨坏死、创伤性关节炎、深静脉血栓形成、急性骨萎缩、缺血性肌挛缩，以及骨折的其他常见并发症等。

【病案举例】

骨折整复技术治疗桡骨远端骨折

某患者，女，45岁，以外伤致左腕肿痛、畸形、活动受限2小时为主诉入院。左腕X线片示左桡骨远端骨折。急诊拟左桡骨远端骨折收入住院。患者既往体健，否认心、肝、肺、脾、肾等重要脏器疾病史，否认传染性疾病史，否认外伤史、输血史，否认食物、药物过敏史。体格检查：体温为37.2 ℃，脉搏为73次/分钟，呼吸为20次/分钟，血压为128/78 mmHg。神志清楚，心肺未见明显异常。腹平软，无压痛。左前臂石膏托外固定外观，拆开见左腕皮下瘀血，局部呈银叉状畸形，肿胀、压痛明显，可触及骨擦感，左腕活动受限，左手感觉、活动及血运尚可。其余肢体未见明显异常。整复方法：无移位的骨折或不完全骨折不需要整复，用掌、背侧夹板固定2～3周即可；有移位的骨折则必须根据骨折类型采用不同的复位方法。

（1）伸直型骨折。患者取坐位，前臂中立，屈肘90°。一个助手握住患者的上臂，医生两手拇指并列置于骨折远端的背侧，其他四指置于腕掌部，扣紧大小鱼际肌，逆移位方向持续摇摆牵引，听到骨擦音，估计骨折重叠、嵌插已牵开时，将远端旋前10°～15°，猛力牵抖并迅速尺偏掌屈，骨折即可复位。

（2）屈曲型骨折。患者取坐位或卧位，患肢前臂旋前，手掌向下。医生一手握前臂下段，另一手握腕部，两手沿原来移位的方向拔伸牵引3～5分钟，待嵌入或重叠移位矫正后，握前臂的拇指置于骨折远端桡侧向尺侧按捺，同时将腕关节尺偏，以矫正其向桡侧移位。然后将拇指置于近端背侧并用力向下按压，食指置于骨折远端掌侧并用力向上端提，同时将患腕背伸，使之复位。

（3）背侧缘型骨折。患者取仰卧位，医生与助手先拔伸牵引，并将腕部轻度屈曲，然后两手相对挤压，在腕背的手用拇指推按背侧缘骨折片，使之复位。

（4）掌侧缘型骨折。患者取坐位，前臂中立位。一个助手持上臂下段，另一个助手握手指，两个助手共同拔伸牵引，并将患肢轻度背伸。医生两手掌基底部在骨折处掌、背侧相对挤按。

第二节 夹板固定技术

一、起源与发展

夹板固定技术治疗骨折的记载最早见于汉代的《中藏经》。《中藏经》记载："大段折伤者，上更以竹片夹之。"公元4世纪，东晋葛洪的《肘后备急方》指出"以竹片夹裹之，令遍病上，急缚，勿令转动"，奠定了应用夹板固定治疗骨折的基础。唐代孙思邈的《千金要方》也有骨折外固定方法的记载，即"治腕折四肢骨碎及筋伤蹉跌方。（生地黄）烂捣熬之，以裹伤处，以竹编夹裹令遍，缚令急，勿令转动"。唐代蔺道人总结了晋朝以来骨折固定的经验，将杉树皮水浸后削片排列捆扎备用，亦即杉篱。《仙授理伤续断秘方》记载："杉木皮用水浸泡后，削成手指大片，间疏排列，用小绳捆扎三度备用""凡用杉木皮浸约如指大片，疏排令周匝用绳三度紧缚，三日一次，如前淋洗（洗伤口），换涂贴药"。到了宋代，记录当时医家验案的《传信适用方》中也有关于杉树皮固定的介绍，即"治打扑伤损接骨如神方：……或伤折甚者，用药了，以杉木片子夹定，此药用后止疼，然后服药"。至元代，危亦林的《世医得效方》在介绍脊柱骨折的治疗时也有记载杉树皮的治疗方法，即"……待其骨直归窠，然后用大桑皮一片，放背皮上，杉树皮两三片，放在桑皮上，用软物缠夹定，莫令屈，用药治之"。清代名医钱秀昌的《伤科补要》提及手法整复断骨之法时云："将其断骨拔直相对，按摩平整如旧，先用布条缚紧，又将糕匣木板修圆绑住，并用布条缠缚，再将杉篱环抱外边，令其紧劲挺直，使骨缝无离绽脱走的可能……"其中"糕匣木板修圆绑住""再将杉篱环抱外边"等语句描述的正是杉树皮夹板的使用方法。夹板固定技术在我国从古代沿用至今，具有很高的临床应用价值。

二、主要特点和作用

夹板主要材料为杉树皮，杉树生长在我国南方，取材简便且价廉，成为我国南方地区传统正骨外固定技术常用的材料。

（一）主要特点

（1）具有可塑性。夹板可弯曲成各种形状，适应肢体体型，符合各部位的生理弧度。

（2）具有坚韧性。夹板具有足够的支持力，能起到外固定的支架作用，不会弯曲、劈裂或折断，厚度适宜。若支持力不够，将两片树皮相叠亦不显臃肿。

（3）具有弹性。夹板能适应肢体肌肉收缩和舒张时产生的肢体内部变化。肌肉收缩时，夹板吸收压力发生变形，缓和软组织的压迫；肌肉舒张时，夹板弹性回位，配合压垫集中放大压力，均可作用于骨折断端，持续发挥慢性复位的作用。

（4）具有吸附性和通透性。夹板有利于体表汗液散发及皮肤散热，增加皮肤对外固定的耐力。

（5）具有易透性。夹板固定能被X线穿透，便于复查。

（6）材质较轻。夹板固定时加重肢体的重量较小，可以减少骨折端的剪力。

（二）作用

现代力学研究证明，杉树皮夹板的弹性在预防骨折再移位和纠正残余畸形方面起重要作用，利用杉树皮夹板的弹性可以对骨折产生持续的固定力，保持骨折的对位、对线。杉树皮夹板具有一定的韧性和弹性，使用时根据患肢长短、胖瘦进行剪裁，只做伤肢局部制动，达到有限固定和有效固定的目的，患者早期可以开展功能锻炼。

三、操作方法

1.夹板的选择

选择树龄20～30年的杉树皮，先将杉树皮的第一层粗皮削去，以见纤维纹理细密的第二层皮为度，然后把表层和里层削平整，再按夹板的宽度修齐两端，将两端剪成小弧形并压软1 cm，这样既美观，又防止夹板割伤皮肤。夹板厚度以0.3～0.6 cm为宜；夹板长度以健肢为标准，根据骨折部位修剪至标准长度；夹板宽度为患肢同一平面周径的3/5～4/5，随着肿胀的消减，逐渐修整宽度，每块夹板之间保留1.5～2.0 cm的空隙，小儿使用的夹板应保留0.8～1.0 cm的空隙。

2.包扎要求

夹板选材应适宜，制作标准，放置顺序和位置应准确。换药时体位应正确，注意周围环境的安全性，防止坠床或摔倒。下肢换药时须垫木垫，必要时垫腰板。擒拿扶正准确，两个助手对抗牵引，力度适宜是保持骨折整复后位置正确的关键。敷药到位贴服，内带平服、松紧适宜，且与夹板同长度，头、尾部留在内侧。棉花垫和压垫应放置准确。骨突部应有棉花垫保护，顺序为先垫中间，再垫骨折端，最后垫骨折远端，松紧适宜，平整贴服，绷带与板端齐平。确保外层绷带在夹板能上下移动1 cm。外层绷带应在外侧夹板的中线上打结，方向须统一，结头应结实。捆扎绷带时操作不宜粗暴，用力应均匀、稳定，以免引起骨折端再移位或使整个夹板外固定装置移位，影响骨折端固定。伤肢指（趾）端外露（有伤口除外），应保持指（趾）端清洁，以便观察血运情况。

四、疗程

夹板固定时间应大于3周，6周内可解除夹板。

五、适应证

夹板固定的适应证主要包括肘关节脱位、肩关节脱位、小儿桡骨头半脱位、掌指关节及指间关节脱位、膝关节及髌骨脱位、跖趾关节及趾间关节脱位、肱骨外科颈骨折、肱骨干骨折、肱骨髁上骨折、尺骨鹰嘴骨折、桡尺双骨干骨折、桡骨远端骨折、掌骨骨折、股骨颈骨折、股骨干骨折、胫骨骨折等。

六、注意事项和禁忌证

（一）注意事项

1.观察血运情况

密切观察伤肢血液循环的情况，特别在受伤后的1～5天内，注意观察伤肢的肿胀程度有无加剧，患肢动脉搏动的强弱，皮肤的温度、颜色、感觉变化和肢体活动功能等。如伤肢的肿胀加剧、疼痛加重、皮肤温度下降、颜色变紫，伤肢出现麻木或感觉消失、动脉搏动减弱，甚至触摸不到，肢体活动功能障碍等症状，提示血液循环障碍，必须解开夹板，及时对症处理，以免发生缺血性坏死等并发症。若出现皮肤过敏、红斑或水疱，应马上告知医生进行对症处理。

2.功能锻炼

夹板包扎后应指导患者进行功能锻炼，并向患者说明功能锻炼的目的和重要性。功能锻炼的原则以主动运动为主，被动运动为辅，坚持锻炼，由轻到重，由小到大，由少到多，循序渐进，不可操之过急。功能锻炼以患者不感到疲劳，骨折部位不发生疼痛为度。锻炼时患肢轻度肿胀，经晚间休息后能够消肿的可以坚持锻炼。如果患肢肿胀较严重并伴有疼痛，则应减少活动，抬高患肢，待肿胀疼痛消失后再恢复锻炼。一般上肢骨折指导握拳、屈伸肘关节、旋转肩关节运动，下肢骨折指导足趾跖屈运动、踝泵运动、股四头肌功能锻炼。在进行功能锻炼的过程中应适应气候的变化，注意防暑及保暖。

3.健康指导

按骨折三期进行饮食指导，早期以活血祛瘀、消肿止痛为宜，中后期以补肝肾、强筋骨为宜。患者若自觉疼痛不适、伤肢麻木应及时寻求医生帮助，不能自行解除夹板。夹板、棉花垫应保持清洁、干燥。上肢骨折的患者在下床活动时，须用吊带将前臂悬吊于胸前。

七、治疗后的生理反应及并发症

（一）生理反应

夹板固定后，患肢血运、感觉及运动功能减弱，应尽可能将患肢抬高，且高于心胸部，以便肢体血液回流，防止肢体肿胀加剧。夹板松动可能导致骨折移位，复位丢失，应定期复查X线片，了解骨折是否再移位，需经常调整夹板的松紧度，尤其是骨折早期。患者应主动进行功能锻炼，促进肢体血液循环，加快骨折愈合，注意观察动、静脉血供。

（二）并发症

夹板固定后的并发症主要包括重要周围组织损伤（动脉、神经、脊髓）、骨–筋膜室综合征、骨化性肌炎、关节僵硬、深静脉血栓形成、急性骨萎缩、缺血性肌挛缩等。

【病案举例】

夹板固定技术治疗左肩关节脱位

某患者，男，28岁，以摔伤后反复左肩关节脱位4年为主诉入院。患者4年前摔倒后左手着地，导致左肩关节脱位，受伤时无昏迷，无伴全身伤口流血，无胸痛、腹痛，无便血、血尿，无呼吸困难、大小便失禁等不适，伤后于当地医院就诊，诊断为左肩关节脱位。予复位并制动，症状缓解，而后反复左肩关节脱位十余次，每次都需手法复位，今再次脱位。急诊拍片示左肩关节脱位。为进一步治疗，拟左肩关节前向不稳收入院。既往体健，否认心、肝、肺、脾、肾等重要脏器疾病史，否认传染性疾病史，否认外伤史、输血史，否认食物、药物过敏史。

操作方法：传统方法使用绷带包扎内层敷料，药物有松散的现象。现使用多头带（由长120 cm、宽23 cm的纱布，在纱布两端约30 cm处竖分3等份制作而成）固定药物于肩部，其中最上面一条纱布应高过胸背部，调整松紧度后在对侧前胸打结，其余的两条绷带以叠瓦式包扎法缠绕肩部及上臂，包扎至对应夹板的长度。经询问患者感觉及观察包扎后的美观感，总结出肩部骨折使用多头带包扎内层比使用传统绷带包扎美观、舒适。

第三节　石膏固定技术

一、起源与发展

石膏固定技术是根据需要固定肢体的长度，将石膏绷带制成条状，放在温水中浸透，取出后把水挤出并抹平，贴敷在肢体上，使石膏和肢体内外形相适应，再用纱布将石膏绷带条缠绕在肢体，待石膏凝固、坚硬即可。石膏固定技术发源于古埃及，古代西方主要使用石膏固定骨折，古埃及人曾用石膏浆混合麻布固定骨折肢体，而阿拉伯人用石膏加水打模固定骨折，直至1851年石膏绷带产生，石膏固定技术在石膏绷带的基础上，逐渐在临床中得到广泛的应用。

二、主要特点和作用

（一）主要特点

由于石膏具有较好的可塑性，能更好地适应人体的各种形态，固定效果可靠。人们利用石膏制造骨科患者所需要的石膏模型，以达到固定骨折处、制动肢体的目的。

（二）作用

石膏固定技术主要起到固定患肢，保持肢体的特殊位置，减轻或消除患肢的负重作用。石膏固定技术不仅可作为患部牵引的辅助措施，为骨折、脱位、复位及周围神经、血管、肌腱断裂损伤手术修复后的固定，还可以预防畸形，矫正治疗。

三、操作技术

1.摆体位

将患肢置于功能位（或特殊要求体位），如患者无法持久维持这一体位，则需有相应的器具如牵引架、石膏床等支撑，或有专人扶持。摆体位时，须保护患者的骨隆突部位，一般放上棉花或棉纸都可达到保护的目的。

2.制作石膏条

在包扎石膏绷带时，应先制作石膏条，并放在肢体需要固定的部位，增加石膏绷带的强度。其方法是在桌面或平板上，按所需要的长度和宽度，往返折叠6～8层石膏绷带，每层石膏绷带间必须抹平，切勿形成皱褶。

3.石膏托的应用

将石膏托置于需要固定的部位，若患肢在关节部，为避免石膏皱褶，可将石膏托横向剪开1/2或1/3，呈重叠状，然后迅速用手掌将石膏托抹平，使其紧贴皮肤。对于需单纯石膏托固定者，应按体形加以塑形。此时，内层先用石膏绷带包扎，外层则用干纱布绷带包扎。包扎时一般先在患肢近端缠绕两层，然后再一圈压一圈地依序缠绕到患肢的远端。关节弯曲部切勿包扎过紧，必要时应横向将绷带剪开适当宽度，以防被边缘处的条索状绷带压迫。对于需双石膏托固定者，应依前法再做一个石膏托，并置于前者相对的部位，然后用纱布绷带缠绕二者之外。

4.管型石膏的操作方法

采用石膏绷带环绕包缠肢体，则成管型石膏。一般从肢体的近端向远端缠绕，且以滚动的方式进行，切不可拉紧绷带，以免造成肢体血液循环障碍。在缠绕的过程中，必须保持石膏绷带的平整，切勿形成皱槽，尤其在第二层更应注意。由于肢体的上下粗细不等，当向上或向下移动绷带时，应提起绷带的松弛部并向肢体的后方折叠，不可翻转绷带。操作应迅速、准确，两手相互配合，即一手缠绕石膏绷带，另一手朝相反的方向抹平，使每层石膏紧密贴合。

四、疗程

石膏固定时间应为4～12周，根据骨折愈合程度来解除。

五、适应证

1.骨折和关节损伤

石膏在骨折等现场急救时可作临时固定。战场上对一些烧伤、软组织伤及骨折等伤员，做简便、可靠的石膏固定，可防止瘢痕挛缩，促进损伤修复，有利于伤员的搬送，同时减轻伤员的痛苦，预防损伤加重，为进一步治疗提供安全保证。

2.骨与关节结核、化脓性炎症

石膏固定可控制患部活动，降低关节内压，有利于减轻疼痛，促进炎症消退，预防病理性骨折和关节畸形。对于骨与关节结核，采用石膏固定可预防病理性骨折、肢体畸形。

3.四肢神经、血管、肌腱、骨病手术后的制动

复位满意后可选用石膏固定，维持骨折或关节脱位、复位后的体位，有利于骨骼修复。神经、血管或肌腱吻合术后，采用石膏固定可维持术后肢体体位，保证组织修复和愈合。

4.躯干和肢体矫形手术后的外固定

如发生骨性或肌性畸形矫形术、关节成形术、植骨术、关节融合术后，采用石膏固定可维持术后位置，保证组织修复、愈合或融合。

六、注意事项和禁忌证

（一）注意事项

（1）外伤后患处易造成缺血性挛缩及骨–筋膜室综合征，医生在明确诊断复位之前，应充分了解患者的病情，并根据病史、受伤机制和X线片来判断是否选择石膏固定。

（2）石膏固定达到足够的疗程后，应及时拆除石膏，并积极进行功能锻炼，预防关节僵硬等。

（二）禁忌证

（1）确诊或可疑伤口有厌氧细菌感染，不采用石膏固定。

（2）进行性浮肿，不采用石膏固定。

（3）全身情况恶劣，如休克，不采用石膏固定。

（4）严重心、肺、肝、肾等疾病患者、孕妇、进行性腹水患者，禁用大型石膏固定。

（5）新生儿、婴幼儿不宜长期使用石膏固定。

七、治疗后的生理反应及并发症

（一）生理反应

石膏固定后，患肢周围肌肉韧带的力量均衡被打破，容易造成骨折移位，甚至在某一种体位痉挛。因此，采取石膏固定技术后，应注意使骨折端上的肌肉韧带力量均衡，使肌肉韧带放松，还应发挥肌肉韧带的抗拒骨折移位的作用。

（二）并发症

（1）坠积性肺炎。老年患者由于长期卧床，活动少，采用石膏固定后，容易并发坠积性肺炎。

（2）下肢静脉血栓形成。采用石膏固定后，容易形成下肢静脉血栓，应指导患者正确的活动方法，鼓励并督促患者在床上主动屈伸下肢，做跖屈和背屈运动。

（3）泌尿系感染。长期卧床的患者容易并发泌尿系感染，采用石膏固定后，应嘱患者多饮水，及时排尿。

（4）褥疮。由于患者长期卧床，采用石膏固定后，受压部位血液循环障碍而易引起褥疮。

【病案举例】

石膏固定技术治疗左桡骨远端骨折

某患者，男，65岁，以外伤致左腕肿痛、畸形、活动受限5小时为主诉入院。左腕X线片示左桡骨远端骨折。急诊拟左桡骨远端骨折收入院。拆开绷带见左腕皮下瘀血，局部呈银叉状畸形，肿胀、压痛明显，可触及骨擦感，左腕活动受限，左手感觉、活动及血运尚可。其余肢体未见明显异常。

首先选用规格适宜的石膏（小号或中号），以患肢或健肢的比例测定石膏的长度（大于实际长度的10%），背侧为掌指关节至前臂中上段，掌侧为前臂掌横纹至前臂中上段。石膏层数为8～12层。将石膏放入温水中，待气泡出尽，手捏两端，轻轻挤去水分。手掌或手指均匀用力将石膏铺平后托放在前臂掌侧及背侧，不能以指尖按压石膏。然后将绷带由远端向近端缠绕，每层绷带覆盖上一层的1/3或1/2，绷带缠绕过程中不能拉紧再缠绕，且不能翻转。将患肢悬吊于患者胸前，石膏上应注明操作日期。将腕关节固定于掌屈尺偏位，石膏松紧应合适，患肢手指、肘关节屈伸无明显受限，拆除石膏后无明显突起及压迫组织。医生应在术前告知患者操作目的，术中询问患者舒适感，注意患肢末端血运循环，如感觉患肢肿痛、青紫、麻木，应立即到医院就诊。如石膏松动，也应尽快到医院就诊。

第四节　骨外固定支架技术

一、起源与发展

骨外固定支架是一种固定骨折的器械，主要结构位于体外，由外固定螺钉连接外固定支架构成，适用于身体四肢各种类型的骨折。1840年，巴黎外科医生Malgaigne首先提出了在胫骨骨折处穿入一枚铁钉，在体外用一个环形带连接固定治疗骨折的方法。1843年，他研制成功四爪髌骨外固定器，人们称之为骨外固定，并一直沿用至今，而Malgaigne也被认为是骨外固定的创始人。

20世纪80年代，随着Ilizarov环形外固定器的发明，以及张应力成骨机制和创造性应用的推广，Ilizarov技术成为骨外固定的代名词，且被誉为骨科领域发展史的第四个里程碑，并在世界范围内得到广泛应用。骨外固定支架技术主要用于比较严重的开放性骨折，能有效维持骨折的稳定性和位置，减少骨折错位的风险。1991年，Ilizarov技术传入我国后，成为推动我国骨外固定支架技术发展的原动力。

二、主要特点和作用

（一）主要特点

骨外固定支架创伤小，适用于开放性骨折，以及合并广泛软组织损伤的闭合骨折。

（二）作用

骨外固定支架便于安装、拆卸，对骨折端的局部干扰较少，不破坏血液循环，且有利于骨折的愈合。

三、操作流程

1.麻醉

上肢用臂丛神经阻滞麻醉，下肢用硬膜外阻滞或蛛网膜下腔阻滞麻醉，亦可酌情选用全身麻醉或局部麻醉。

2.体位选择

上肢部取仰卧位，屈肘，前臂置于胸前；下肢部取仰卧位，屈髋、外展、屈膝，并将踝关节置90°背伸位。

3.骨折复位

骨折复位是骨折治疗的关键环节，骨折复位是否满意，直接影响骨折愈合的质量。骨折复位可根据具体情况采用直视下复位或闭合复位，也可凭体表标志复位后，再根据X线片进行调整。具体复位方法如下：

（1）直视下复位。对骨折端已外露的开放性骨折，彻底清创后可在直视下复位。当闭合骨折手法复位失败时，也可在小切口直视下复位、穿针和固定。

（2）闭合复位。先使骨折大致复位后再按顺序操作。可利用近骨折线处的钢针，使用提、扳等方法协助骨折进一步复位，直至满意后再固定。亦可凭体表或骨性标志大致复位固定后，根据X线透视对小的移位或成角做适当的调整。

对骨折复位的要求，原则上是解剖复位，但严重的粉碎性骨折，常不易恢复原来的解剖学形态，此时应使骨折块之间有较好的接触，并保持良好的力线要求。

4.穿针

穿针是骨外固定的主要操作技术，穿针时应严格做好以下操作：

（1）穿针时应充分了解穿针部位的解剖，避免刺伤主要的血管与神经。

（2）严格执行无菌操作技术，须在感染病灶区外2～3 cm处进行穿针。

（3）严格执行无创技术。穿半针和粗直径全针时，钢针的进、出口用尖刀做0.5～1.0 cm的皮肤切口；穿半针时用止血钳将肌肉分离后放置套管再钻孔。钻孔或直接穿针时不应用高速动力钻。穿好钢针后，应活动患者关节，并检查钢针处的皮肤有无张力，若有张力应切开减张并缝合。

（4）正确选择穿针位置和角度。钢针尽可能少或不穿越肌肉，或选择肌肉间隙穿针。单平面穿针时，一骨折段上钢针之间的距离不少于6 cm；多平面穿针时，一骨折段上钢针之间的距离也尽可能大。钢针与骨折线或关节面的距离不少于2 cm。多平面穿针时钢针的交叉角度：全针为25°～80°，半针与全针为60°～80°。

（5）正确选择钢针的类型和直径。

（6）针孔应用酒精纱布及无菌纱布平整包裹。

5.安装与固定

在多数情况下，骨折复位、穿针、固定是交替进行的，当穿好预定钢针后应按要求完成固定。对稳定骨折实施加压固定（但加压的力量不宜过大，否则会发生成角畸形），粉碎性骨折行中和位固定，骨缺损时用牵伸位固定。整体固定时须注意以下方面：

（1）检验固定的稳定性，方法是手法活动关节、纵向牵拉或侧向推挤骨折端。稳定的固定骨折端应无活动或仅有微量弹性活动。稳定性不足时可酌情采取相应措施增加总体刚度。

（2）骨外固定器至皮肤的距离，上肢应为2～3 cm，下肢应为3～5 cm。为防止皮肤受压和便于创面处理，肿胀严重或创面较大时，早期可扩大距离，肿胀消退、创面修复后再缩小距离。

（3）伴有严重软组织损伤时，可加配某些部件使伤肢悬吊或架空，以利于肢体消肿及防止压伤。

（4）骨干部的骨外固定器应不影响关节功能锻炼，下肢便于负重行走，上肢便于日常活动和生活自理。

（5）钢针尾端露出钢针固定夹1 cm左右即可，应剪除过长的针尾。针尾用塑料帽套封或胶布包裹，以免刺伤或划破皮肤。

6.特殊情况下的操作步骤

多发伤患者因伤情严重，或在野外需要现场急救的情况下，可先行穿针固定，然后在适当的时机重新整复和固定。

四、疗程

骨外固定支架应采取一次性固定，骨折愈合后可拆卸。

五、适应证

（1）骨外固定支架技术可用于治疗四肢开放性骨折，特别是广泛软组织受伤、伤口污染严重及难以彻底清创的开放性骨折。

（2）对于感染性骨折，应远离病灶处穿针固定，并提供稳定的骨外固定支架技术来固定，利于创口换药。

（3）对于多发伤骨折，骨外固定支架能为骨折伤肢提供保护，既防止因延期骨折治疗造成的并发症，又便于对威胁生命的脏器伤的处理。

（4）骨外固定支架技术可用于治疗闭合性骨折，如因骨折粉碎严重，难以用其他方法稳定骨折端的骨干骨折，以及近关节端粉碎性骨折，某些关节骨折与脱位。

（5）需多次搬动（输送）和分期处理的战伤及某种批量伤员的骨折，可采用骨外固定支架技术。

（6）对于烧伤合并骨折，应用骨外固定支架技术固定骨折，不但便于创伤面的处理，而且将伤肢架空，防止植皮区受压。

（7）对于开放性骨盆骨折，骨外固定支架技术可给予较好的固定，并能止血与止痛。

（8）断肢再植术及骨折伴有血管神经损伤需修复或重建，以及需用交腿皮瓣、肌皮瓣、游离带血管蒂股皮瓣移植等修复性手术，可采用骨外固定支架技术。

（9）因各种原因不能进行手术治疗的不稳定骨折，可采用骨外固定支架技术。

六、注意事项和禁忌证

（一）注意事项已在操作流程详细说明

（二）禁忌证

伤肢有广泛的皮肤病患者，以及因年龄及其他因素不能配合术后管理者，不可采用骨外固定支架技术。

七、治疗后的生理反应及并发症

（一）生理反应

骨外固定支架后由于体位或肢体肿胀，造成骨外固定器部件压迫皮肤时，应及时处理。有松动的螺丝应及时拧紧。

（二）并发症

骨外固定支架后容易并发感染，应注意针孔护理。患肢易僵硬、肿胀，应加强功能锻炼。

【病案举例】

1.骨外固定支架技术治疗骨折缺损

某患者，男，42岁，建筑工人，由高处跌落导致左腕关节疼痛，活动受限3小时，在当地医院急诊就诊。X线片提示尺桡骨近端骨折缺损，并且有严重的软组织缺损。急诊行手术对伤口进行彻底清创，尺骨侧进行髓内固定，桡骨则采用外固定支架支撑整体结构，并将碎骨块在整体结构下尽量拼接。手术后3个月复查，骨折缺损愈合良好，肘关节功能恢复尚可。

2.骨外固定支架技术治疗粉碎性骨折

某患者，男，50岁，司机，由于车祸导致左下肢关节疼痛，活动受限1小时，送至当地医院就诊。拍片提示胫骨粉碎性骨折、髌骨骨折、股骨髁骨折，而腓骨完好，合并软组织严重损伤。急诊进行清创、探查、软组织修补后，对骨折进行外固定处理。术后持续进行伤口贯通冲洗，避免发生厌氧菌感染。手术后3个月复查，骨折愈合，虽然结构较紊乱，但具备负重能力，下肢功能恢复尚可。

第五节　理筋、脱位整复技术

一、起源与发展

远在新石器时代晚期的原始人已运用推拿按摩手法治疗创伤。《黄帝内经》中就有"导引按摩"的记载。《素问·血气形志篇》中提到"……形数惊恐，经络不通，病生于不仁，治之以按摩醪药"。晋代葛洪在《肘后备急方》中有牵推手法整复下颌关节脱位的描述。隋代巢元方等编著的《诸病源候论》中有腕部骨折的治疗方法。唐代蔺道人所著的《仙授理伤续断秘方》是我国最早的一部创伤骨科专著，介绍了拨伸、掠正的手法整复骨折脱位、理筋。宋代《圣济总录》中有"凡小有不安、必按摩按捺，令百节通利，邪气得泄"的记载。元代危亦林的《世医得效方》创造了悬吊复位技术。明代朱棣的《普济方》中专门列举接骨手法，强调了手法整复的重要性。王肯堂《证治准绳》中，有许多关于理筋手法的介绍。清代《医宗金鉴·正骨心法要旨》中有"手法者减正骨之首务哉"，又有"机触于外，巧生于内，手随心转，法从手出"，并把手法分别归纳为摸、接、端、提、按、摩、推、拿8种伤科手法。胡廷光编的《伤科汇纂》、钱秀昌编的《伤科补要》均有大量整复骨折脱位软组织损伤的手法。

二、主要原理与特点

理筋手法是治疗筋伤的最主要方法，是医生运用手指、掌、腕、臂的劲力，直接作用于患者的损伤部位，通过各种手法的技巧及其力量以调节机体的生理、病理变化，达到治病疗伤、正复愈伤、强壮身体的目的。运用手法治疗伤筋疾病，应遵循柔和、均匀、有力等原则，其中最重要的柔和原则是指手法运用的轻柔、和缓、灵活。理筋手法的均匀原则是指手法运用在人体表面时的速度、节奏和压力等能够保持均匀一致，操作时手法动作要有一定的节奏性，手法的频率、动作幅度不能时大时小、时快时慢，必须控制施治力量的稳定性，保持稳定的节奏，缓解患者的紧张心理。理筋手法的有力原则是指手法作用于患者身体必须具有一定的力度，做到"重而不滞、轻而不浮"，使所施之力透过肌肤直达病所。

三、操作方法

（一）手法种类

理筋手法名称繁多，有些手法相似，名称却不一样，有些名称相似，手法却有很大差异，临床常用的手法有十多种。

（1）按摩法。按法和摩法的合称。按是用指尖、拳尖、手掌、肘等部位在患处垂直用力，按法作用较深，以局部感觉胀痛为度；摩法是用手在局部回旋移动，作用轻柔而浅，速率较快。按摩法在临床普遍使用，明代以前作为理筋手法的总纲。

（2）推拿法。推法和拿法的合称。推法是用指、掌等着力于人体一定部位或经络、穴位上，沿某一方向向前推行；拿法是用双手或单手，以拇指与其他手指相对捏拿某一部位或穴位，徐徐用力捏紧，并不时揉拿。推法因操作部位不同分为指推法、大小鱼际推法、掌根推法等；拿法分为三指拿法、四指拿法、五指拿法等。推拿法是常用手法，故又是手法的统称。

（3）揉法。将手指或手掌压在皮肤上做轻轻回旋、揉动的手法，操作时手不离开皮肤，使该处的皮下深部组织随揉动而滑移。

（4）点穴法。点穴法，又称指针，是用指端、指间关节、拳尖、肘尖等部位在体表经络、穴位上垂直点压，使患者产生得气感，是常用的治疗性手法。

（5）滚法。用手背近小指侧部分或小指、环指、中指的掌指关节突起部或前臂，附着于施术部位做连续滚动运动。

（6）叩击法。叩法和击法的合称。叩法较轻，用空拳或指端；击法较重，用拳、掌或器械。叩击法在操作时以腕部活动带动手部叩击，快速且有节奏，用力又有弹性。

（7）摇晃法。依据被摇晃的部位，持拿肢体远端，相对固定肢体近端，以关节为轴，使肢体做被动的回旋、环转及屈伸活动。

（8）牵抖法。用双手或单手持握肢体远端，轻轻向远端做牵拉，然后快速发力，上下抖动，使肢体产生小幅的上下连续颤抖。

（9）扳动法。双手向同一方向或相反方向用力，使关节被动伸展或旋转至极限，然后再突然用巧力，使关节产生弹响。扳动法主要用于颈、腰、胸椎及关节筋伤，手法技巧性极高，使用不慎可能出现意外，故须慎用。

（10）弹拨法。弹法和拨法的合称。弹法用拇指与其他手指相对捏拿肌肉筋腱，用力向上提拉后迅速放手，使筋腱回弹；拨法用指端按压于穴位上或某一部位，做与肌筋纤维垂直方向地来回拨动。

（11）屈伸法。用手持握关节两侧的肢体，根据关节活动的方向和范围，做关节被动的屈伸活动。

（12）捋顺法。用双手或单手贴放在肢体上，沿肢体长轴方向来回推动，用力宜均匀，动作须连贯。捋顺法通常是治疗的结束手法。

（二）辨证方法

1.静态触诊

患者俯卧，医生以中指按在患者的棘突正中，食指和环指分别在棘突两侧，三指从上胸椎开始自上向下移动，感受棘突排列有无异常，有无棘突偏斜，明确异常节段和棘突偏斜的方位。以拇指分别在棘突区（棘突和棘旁）、关节区（关节突关节）、横突区（横突尖部）、腰骶区（髂腰韧带、骶髂关节）、臀区（梨状肌、臀中肌等）逐一按压，查找压痛点，排除与疾病无关的假阳性表现，确定"压敏点"，即按压局部有压痛，并可诱发、加重或缓解患者原有症状的点，比较双侧关节是否对称，有无异常位置感，如一侧"饱满"，一侧"空虚"等。

2.动态触诊

患者侧卧，屈髋屈膝，使腰前屈。医生以一肘推髋部向前，另一肘推肩部向后，使腰椎旋转，同时用手指在棘突旁和关节突处触摸，感受关节突处的活动，明确异常活动的节段。

（三）操作流程

（1）患者取俯卧位，医生沿督脉、膀胱经、夹脊穴行轻柔的点、按、揉等手法，再在骶棘肌、腰三横突、髂腰韧带、臀大肌、臀中肌、梨状肌及下肢后侧肌群用拿法、滚法、弹拨法、肘推法等手法松解筋结，约10分钟。

（2）应用屈曲位按压法、定点斜扳法或旋转提拉法对运动触诊中查找到的异常运动节段逐一进行调整。

（3）适当采用抖腰法、直腿抬高法、下肢拔伸法、拍法、擦法等手法，每次5～10分钟。

四、疗程

理筋、脱位整复技术每周治疗3次，3周为1个疗程。

五、适应证

1.颈椎旋转法

颈椎旋转法可用于治疗颈椎慢性劳损，如由颈椎病、寰枢关节半脱位、落枕、颈椎小关节错位引起的血压异常、头晕、失眠等。

2.腰椎旋转法

腰椎旋转法可用于治疗胸腰椎损伤、胸腰椎小关节紊乱、椎间盘突出症、腰椎滑脱等。

3.腰椎侧扳法

腰椎侧扳法可用于治疗胸腰椎小关节紊乱、胸腰椎侧弯、腰曲改变等。

4.骨盆整复法

骨盆整复法可用于治疗骶髂关节错缝或脊柱侧弯、骨盆倾斜等。

六、注意事项和禁忌证

（一）注意事项

1.颈椎旋转法

此法旋转时切忌暴力，超过颈部正常旋转范围的旋转视为暴力旋转。

2.腰椎旋转法

此法宜坐位施行，患者腰背肌肉放松，操作时固定患者骨盆。

3.腰椎侧扳法

患者取侧卧位，保持躯体和下肢在一条中轴线上；如疑似一侧椎间孔压迫神经根者，应取健侧卧位，且不宜左右侧扳。腰僵者慎用。

4.骨盆整复法

有下肢疾患者，慎用牵顶法；后伸下肢注意保护髋关节，预防过度后伸导致股骨颈骨折。

5.理筋手法

该手法宜轻、稳、准。

（二）禁忌证

（1）年老体弱、伴有严重器质性疾病者，急性筋伤伴较大血肿或开放损伤出血者，禁用理筋、脱位整复技术。

（2）孕妇及伴有骨折、脱位的急性筋伤者均须慎用理筋、脱位整复技术。

（3）恶性肿瘤，骨强度明显降低，骨、关节化脓性感染，骨、关节结核等感染性疾患者，禁用理筋、脱位整复技术。

（4）严重的软组织感染者，内伤属脏腑损伤者，凝血机制障碍或血管脆性增加者，禁用理筋、脱位整复技术。

七、治疗后的生理反应及并发症

（一）生理反应

局部常见的生理反应多表现为术区软组织肿胀、酸胀、麻木、沉重、疼痛感，局部皮肤潮红，甚至青紫，偶有关节、肌肉僵硬、活动受限情况发生，多为手法治疗后，局部软组织受刺激引起的无菌性炎症反应，绝大多数可在术后48小时内消退。某些血液疾病患者可并发血液系统疾病，如弥散性血管内凝血、栓子脱落等，此时应立即就医。

（二）并发症

少数患者在术中可能出现头晕、心悸、大汗等情况，多为体位改变引起血压变化或影响血糖，也常见于恐惧手法治疗的患者及紧张、焦虑等正常就医心理表现。此时应立即停止操作，嘱患者卧位休息，可饮少量糖水，安抚患者情绪，待患者适应后再行手法治疗，或择期再次进行治疗。

【病案举例】

轻巧推拿：用微调替代"伤筋动骨"

2014年10月，美国NBA巨星麦迪中国行活动来到柳州。在比赛的前一天，麦迪因训练不慎导致腰伤复发。他的私人理疗师断言，要在短时间内让麦迪重回赛场几乎是"不可能完成的任务"。通过几番联系，他们找到了柳州市中医医院脊柱科主任黄承军。经过仔细诊断，黄承军主任认为麦迪的伤情为腰椎关节紊乱。与众人预想的颇为疼痛的扳骨正位不同，黄承军主任用恰到好处的力度，为麦迪做了中医经筋推拿和脊柱关节矫正手法，又使用"广西名中医工作室"独家研制的温经透骨散，给他做了热熨治疗。40多分钟后，麦迪从治疗床上下来，走步、弯腰，甚至跑步都十分顺畅，他喜出望外地对着黄承军主任竖起了大拇指。

第六节　牵引技术

一、起源与发展

牵引技术最早起源于骨伤科，古代属疡医的范畴，又称接骨、正骨、伤科等。中医骨伤科历史悠久，源远流长，是中华各族人民长期与损伤筋骨疾病做斗争的经验总结，具有丰富的学术内容和卓著的医疗成就。元代李仲南所撰的《永类钤方·风损伤折卷》中记载："凡腰骨损断，先用门扉一片，放斜一头，令患人覆眠，以手捍止，下用三人拽伸，医以手按损处三时久。"元代危亦林编撰的《世医得效方》，按元代十三科分类，其中金镞正骨科不但继承前人治疗骨伤的经验，而且对骨折、脱位的整复手法和固定技术有所创新。危亦林在世界上最早使用悬吊复位法治疗脊柱骨折。书中记载："凡锉脊骨，不可用手整顿，须用软绳从脚吊起，坠下身直，其骨便自归窠。未直则未归窠，须要坠下，待其骨直归窠。然后用大桑皮一片，放在背皮上，杉树皮两三片，安在桑皮上，用软物缠夹定，莫令屈，用药治之。"因此，我国对骨科疾病的治疗基本上采用"手法复位＋牵引技术"的方式。

二、主要特点和作用

（一）主要特点

（1）悬垂的重量为牵引力，身体的重量为反牵引力，故牵引技术对患肢基本无损伤，痛苦少，无穿针感染的风险。

（2）牵引技术多用于四肢和脊柱骨折。

（3）牵引技术安全可靠，可以促进骨折愈合。

（4）牵引重量变化具有多样性。

（二）作用

牵引技术可以促进骨折对位校准，缓解肌肉紧张和强烈收缩，整复骨折、脱位，预防和矫正软组织挛缩。

三、操作流程

（1）操作前，应准备宽胶布、扩张板、牵引绳、重锤等用具。宽胶布的长度为骨折线以下肢体长度与扩张板长度的两倍之和，宽度为扩张板的长度。扩张板为长方形，长度与宽度之比为4∶3，宽度应比足中部宽2 cm。

（2）根据肢体粗细和长短，将胶布剪成相应宽度（一般与扩张板一致），并撕成长条。

（3）将扩张板粘于胶布中央，但应稍偏内侧2～3 cm，并在扩张板中央将胶布钻孔，穿入牵引绳，在板的内侧打结，防止牵引绳滑脱。

（4）为防止胶布粘卷，医生应按三等分或二等分将胶布两端撕成叉状，其长度为一侧胶布全长的1/3～1/2。

（5）医生在助手的协助下，在骨突处放置纱布，并将胶布较长的一端平整地贴在大腿或小腿外侧，使扩张板与足底保持两横指的距离，然后将胶布的另一端贴于内侧，注意两端长度应一致，保证扩张板处于水平位置。

（6）用绷带缠绕肢体，将胶布平整地固定于肢体上，不应固定太紧，以防影响肢体血液循环。

（7）将肢体置于牵引架上，根据骨折对位要求调整滑车的位置及牵引方向。

（8）牵引重量根据骨折类型、移位程度及肌肉发达情况而定，小儿宜轻，成人宜重，但不超过5 kg。

四、疗程

根据患者病情及其耐受度进行适度调整，每天治疗1～2次，10天为1个疗程。

五、适应证

小儿股骨干骨折，小儿轻度关节挛缩症，老年股骨转子间骨折，肱骨髁上骨折因肿胀严重或有水疱不能即刻复位者，成人股骨干骨折或股骨颈骨折的临时制动，可采用牵引技术。

六、注意事项和禁忌证

（一）注意事项

（1）操作时应注意检查牵引重量是否合适，重量太轻不起作用，重量过重胶布易滑脱或皮肤出现水疱。

（2）注意有无皮炎发生，特别是小儿的皮肤柔嫩，对胶布反应较敏感，若有不良反应，应及时停止牵引。

（3）注意胶布和绷带是否脱落，滑脱者应及时更换，特别注意检查患肢血运及足趾（指）活动情况，一旦发现血运异常，应及时解除牵引。

（4）一旦发现患者对胶布过敏，应及时停止皮肤牵引，改用其他方法。

（5）经常检查足部两侧与皮肤接触的部位，防止压迫性溃疡。

（6）腘窝及跟腱处应垫棉垫，切勿悬空。

（二）禁忌证

皮肤对胶布过敏者；皮肤有损伤或炎症者；肢体有血循环障碍者，如静脉曲张、慢性溃疡、血管硬化及血管栓塞等；骨折严重错位，需要重力牵引方能矫正畸形者，不可采用牵引技术。

七、治疗后的生理反应及并发症

（一）生理反应

牵引后可能出现皮肤、肌肉局部酸胀、疼痛、沉重感，或少数患者对胶布过敏，出现局部红斑，无须特别处理。

（二）并发症

该治疗的并发症较少，有极少数患者可出现骨折端疼痛或对位不佳等情况。

【病案举例】

1.牵引技术治疗股骨干骨折

某患者，男，33岁，工人，因外伤致左下肢疼痛，活动受限4小时余，在当地医院就诊。X线片提示股骨干骨折，未见明显移位。患者家属要求保守治疗，予以下肢牵引，将左下肢用手牵引悬空，使用绷带和胶布固定。对于小腿的皮肤牵引，外侧胶布应贴至低于腓骨小头处，以免压迫腓总神经。在踝部应垫好棉片，以防压迫产生疼痛。将下肢放在勃郎氏牵引支架上牵引，重量2～4.50 kg，床脚抬高10 cm。为防止足下垂，足底和足背应按上述方法用胶布向上牵引固定，重量0.50 kg，保持踝关节在90°左右的位置。患肢肿胀消退，周径变小，绷带松动，影响牵引胶布贴敷的紧密度，易引起胶布松脱，应经常检查并及时处理绷带松脱的情况。牵引10天后复查，骨折线对位良好。

2.牵引技术治疗颈部骨折脱位

某患者，男，33岁，教师，因跌伤致颈部疼痛，活动受限3小时余，在当地医院就诊。X线片提示颈椎压缩性骨折，患者处于急性期，且患者家属要求保守治疗，予以颈部牵引，整个牵引期间应密切观察患者的伤情变化。牵引2～4小时后拍X线侧位照片复查，为调整体位和重量提供依据。牵引24小时后，调整并拧紧牵引弓上的两个螺旋，使牵引弓进一步固定，以防滑脱或刺入颅内。复位3周后除去牵引，以头颈胸石膏固定或石膏领固定3个月左右。

第七节　关节运动推拿

一、起源与发展

推拿疗法是人类最古老的一门医术。远古时期，先人因肢体冷冻或撞击、扭挫、跌损等而引起疼痛，或心理受挫需要安慰时，都会搓摩、按揉、抚摩不适部位以抵御寒冷、减轻伤痛和寻求宽慰，于是便产生了推拿疗法。经过长期实践和不断总结，推拿发展成自觉的医疗行为。推拿在先秦时期已成为主要的治疗和养生保健手段。司马迁的《史记》记载："上古之时，医有俞跗，治病不以汤液醴酒，（而以）镵石、挢引、案扤、毒熨。"其中"挢引""案扤"即是推拿疗法。随着医疗技术的不断发展，推拿疗法得到完善，并形成体系。隋唐时期是推拿疗法发展的鼎盛时期，具体表现在8个方面：①推拿疗法得到认可，成为医学教育四大科目之一，并规范了治疗范围；②推拿已成为骨伤科疾病的常见疗法，应用于软组织损伤及骨折、脱位的整复；③小儿推拿的发展；④自我推拿（导引）得到快速发展，广泛用于预防保健和医疗；⑤推拿整脊治疗脊柱及与脊柱相关的疾病得到进一步发展；⑥膏摩疗法的盛行；⑦推拿工具在《五十二病方》和《黄帝内经》的基础上有新的发展；⑧推拿疗法传到了朝鲜、日本、阿拉伯等国家，促进了当地医学的发展。明代是推拿疗法发展的又一个鼎盛时期，具体表现为以下方面：①推拿疗法受到国家重视，太医院医术十三科中包含接骨、按摩；②将沿用2000多年的"按摩"之名改为"推拿"，为学科定名奠定了基础；③小儿推拿专著的诞生和小儿推拿独特体系的形成；④正骨推拿疗法得到持续发展；⑤开始重视推拿人员的身心素质、推拿手法的技术要求和推拿治疗中的反应；⑥推拿疗法在民间得到广泛传播，使保健推拿和伤科推拿进一步分化和完善；⑦推拿器械得到广泛运用；⑧推拿疗法在妇产科和五官科疾病中的应用。中华人民共和国成立后，国家为中医学的发展创造了良好的环境，也为推拿学的发展注入了新的生机和活力。推拿疗法在基础理论研究、临床医疗、保健、教学、科研、学科建设、著作出版、队伍建设和对外交流等方面均得到了全面、快速发展。

推拿疗法是以人疗人的方法，通常是指医者运用自己的双手作用于患者的体表、受伤的部位、特定的腧穴、疼痛的部位等，运用推、拿、按、摩、揉、捏、点、拍等形式多样的手法，作用于身体的特定部位，通过"推而行气血，摩而顺其气，拿而舒其筋，按而调其经，点而理其络，揉而活其血"等手法产生的物理作用，改变人体的特定部位或全身的生理、病理过程，从而达到防病、治病、保健的目的。其中，关节运动推拿和经穴推拿是最常用的类型。

关节运动推拿是以摇法、屈伸法等手法作用于关节，使关节在生理运动极限范围内做屈伸、旋转等运动的推拿医疗技术。关节运动适用于全身各关节，适应的病症包括常见的骨伤科病症，如关节粘连、错缝，肌肉痉挛等。

二、主要特点和作用

（一）主要特点

关节运动推拿具有精准治疗、疗效显著、绿色安全、以动治动等特点。

（二）作用

关节运动推拿具有舒筋通络、滑利关节的功效。

三、主要手法和操作流程

（一）摇法

摇法是以关节为轴心，将肢体做被动环转运动的手法。

1.摇颈

患者取坐位，颈项部放松，医生立于患者的背后或侧后方，一手扶按患者的头顶后部，另一手扶托患者的下颌部，两手协调运动，做环形摇转运动。

2.摇腰

（1）仰卧位摇腰法。患者取仰卧位，两侧下肢并拢，屈髋屈膝。医生双手分别按患者的两个膝部；或一手按压膝部，另一手按压足踝部，两只手臂协调用力，做环形摇转运动。

（2）俯卧位摇腰法。患者取俯卧位，两侧下肢伸直。医生一手按压患者的腰部，另一手托抱患者的双下肢膝关节稍上方，两只手臂协调施力，做环形摇转运动。

3.摇肩

（1）托肘摇肩法。患者取坐位，医生立于患者的侧方，一手按压患者的肩关节上方予以固定，另一手托握肘部，将患者前臂放于医生前臂上，手臂部协调施力，使肩关节做中等幅度的环形摇转运动。

（2）握腕摇肩法。患者取坐位，医生立于患者的对面，一手扶按患者肩部予以固定，另一手握患者的腕部，使上肢外展，两手协调施力，使肩关节做中等幅度的环形摇转运动。

（3）大幅度摇肩法。患者取坐位或站立位，两侧上肢自然下垂并放松。医生于患者的前外方，两足前后开立呈前弓步，使患者的一侧上肢向前外上方抬起，一手反掌托于患者腕部，另一手扶压其上呈挟持状。然后将患者的上肢慢慢向前外上方托起，位于下方一手应逐渐翻掌，当上举至160°左右时，即可虎口向下握住其腕部，另一手随上举之势由腕部沿前臂、上臂外侧滑移至肩关节上方。略停之后，两手协调用力，使按于肩部的一手将肩关节略向下方按压并予以固定，握腕一手则略上提，使肩关节伸展。随即握腕一手握腕并摇向后下方，经下方至其前外方45°位置后稍停，此时扶按肩部一手已随势沿其上臂、前臂滑落于腕部，呈两手挟持其腕部状。然后将其手臂上抬，经医生的胸前运转至初始位，此过程中握腕一手应逐渐变成手掌托腕，另一手则经其腕部的下方交叉滑移回返至其腕关节的上方。此为肩关节大幅度的摇转一周，可反复摇转数次。在大幅度摇转肩关节时，医生须配合脚步的移动，以调节身体重心，即当肩关节向上、向后外方摇转时，前足进一小步，身体重心在前；当向下、向前外下方摇转时，前足退一小步，身体重心往后移。

4.摇肘

患者取坐位，屈肘45°左右。医生一手托住患者肘后部，另一手握住腕部，两手协调施力，使肘关节做环形摇转运动。

5.摇腕

患者取坐位，掌心朝下。医生双手合握患者的手掌部，两手拇指分别按于患者的腕背侧，余指端扣于手掌面两侧。两只手臂协调用力，在稍牵引情况下做腕关节的环形摇转运动。亦可一手握患者的腕上部，另一手握患者的指掌部，在稍牵引的情况下做腕关节的摇转运动。

6.摇髋

患者取仰卧位，一侧下肢屈髋屈膝。医生一手扶按患者的膝部，另一手握患者的足踝部或足跟部。将髋、膝关节的屈曲角度均调整至90°左右，然后两只手臂协调用力，使髋关节做环形摇转运动。

7.摇膝

患者取俯卧位，一侧下肢屈膝。医生一手扶按患者的股后部予以固定，另一手握住患者的踝部，做膝关节的环形摇转运动。本法亦可在仰卧位情况下操作，即被操作的下肢屈髋屈膝，医生一手托扶患者的腘窝处，另一手握患者的踝部，做环形摇转运动。

8.摇踝

患者取仰卧位，下肢自然伸直。医生坐于患者的足端，用一手托握患者的足跟予以固定，另一手握住患者的足趾部，在稍用力拔伸的情况下，做踝关节的环形摇转运动。本法亦可在俯卧位情况下操作，即被操作的下肢屈膝约90°，医生一手扶按足跟，另一手握住患者的足趾部，两手协调施力，做踝关节的环形摇转运动。

（二）屈伸法

屈伸法是指屈伸关节的手法。

1.伸肩法

医生半蹲做骑马的姿势，站于患者侧方，将患肢放于医生的颈后，使患者的肘部恰好搭于医生的肩上。医生两手围抱患者肩部，稍用力下压肩关节，并缓缓地站起，根据患者肩关节可能外展和前屈的程度，保持在一定的高度，持续2～3分钟，再放松，然后逐渐增大幅度，反复进行3～5次即可。

2.伸肘法

患者与医生相对而坐。医生用一手托住患肢肘部，并将患肢的手夹于医生的腋下，另一手按住患者的肩部，然后做推肩、抬肘动作，使患肢的肘关节伸直。

3.伸膝法

患者取仰卧位，两侧下肢伸直放松。医生站于患侧，以一手托住患肢小腿，使其小腿搁在医生的前臂上，另一手夹住患者的膝关节上方，使患肢做屈膝屈髋运动，然后医生两手协同用力抬肘做伸膝运动，即托扶小腿之手做抬肘动作，置于膝关节之手做向后推膝动作，使患者的膝关节伸直，同时将患肢上举。患肢上举的幅度应根据患者病情及其耐受为度。

4.伸髋法

患者取侧卧位，患侧在上。医生站于患者的身后，一手握住患侧的踝部，另一手按于其腰部，然后两手协同用力，将患肢向后牵拉，置于腰部之手同时向前推按，似拉弓状，如此一拉一放，可重复操作数次。

5.单屈髋法

患者取仰卧位。医生站于患肢侧方，一手握住患肢的下端（踝关节的上方），另一手捏住患者的足跟部，使患肢屈膝屈髋，然后两手同时用力，使其髋、膝、踝关节同时屈曲，并尽量使患肢大腿贴近其腹部。

6.双屈髋法

患者取仰卧位。医生一手托住患者的两个足跟部，另一手扶住其膝关节前方，使两侧膝、髋关节做屈伸动作，达到一定限度后，医生可小幅度反复多次地推压膝部，逐渐加大屈髋的角度，使患肢大腿尽量贴近其腹部。

7.屈膝法

患者取俯卧位。医生站于患肢侧面，一手握住患者小腿的下端，另一手抓住其跖趾部，然后使膝关节逐渐屈曲，增大弯曲的角度。或用一手前臂垫置于膝关节后侧（腘窝部），另一手握住患肢踝关节上部，然后做屈膝屈髋运动，达到最大限度时，垫置膝后之手向前推压膝关节，另一手用力下压患肢小腿，做膝关节屈曲动作。

在临床治疗的实际运用中，上述的基本操作方法常常在皮部经筋推拿技术施用后使用，可以单独或复合运用，视具体情况而定。幅度应由小到大，但不超过其生理运动极限范围。

四、疗程

关节运动推拿一般每周治疗1次，3周为1个疗程（视病情而定）。

五、适应证

关节运动推拿适应证包括各类骨关节炎、骨折后康复、关节韧带损伤、关节退行性病变等。

六、注意事项和禁忌证

（一）注意事项

（1）注意控制关节运动范围，避免超出生理运动范围的运动。

（2）对于活动范围受限的关节，治疗时须逐步增加关节运动范围。

（3）皮部经筋推拿技术常常在关节运动推拿技术之前使用，可以增加安全性和有效性。

（二）禁忌证

关节运动推拿的禁忌证包括关节脱位或骨折，关节炎症、肿瘤、结核，软组织撕裂或断裂。

七、治疗后的生理反应及并发症

（一）生理反应

个别耐受能力较差的患者在治疗后可能出现局部肿痛，可行热敷处理。

（二）并发症

该治疗的并发症较少，少数医生力量控制不当易造成关节损伤。

【病案举例】

1.关节运动推拿治疗肩周炎

某患者，女，52岁，清洁工，常因室外劳作风吹受凉，右肩疼痛、发凉、麻木2年余，活动受限程度逐渐加重，在当地医院针灸、理疗、服药后病情可有好转，停止治疗后病情仍如以前，于2012年7月5日就诊。运用关节运动推拿中的托肘摇肩法、握腕摇肩法、大幅度摇肩法、伸肩法治疗，配合中药热敷，嘱患者注意日常保暖。2个疗程后自告痊愈，随访，未复发。

2.关节运动推拿治疗项痹病

某患者，女，35岁，公司职员，颈部不适1年余，针灸、理疗未缓解，时常落枕。来诊时症见颈部不适，转头活动受限，头晕。查体：臂丛神经牵拉试验（-）、椎间孔挤压试验（-）、C3～C5棘突旁广泛压痛。辅助检查：颈椎DR提示颈椎曲度变直。采用颈椎拔伸法、扳法配合热敷治疗，颈部肌肉训练，3个疗程后治愈。

3.关节运动推拿治疗踝关节扭伤

某患者，男，18岁，学生，因打篮球右脚踝扭伤，右脚踝关节局部肿胀、疼痛、有瘀斑。辅助检查：右脚踝DR提示未见骨折。急性期后以关节运动推拿在活动范围内屈伸、摇法，配合跌打散外敷治疗。治疗后肿痛较之前减轻。

第八节　经穴推拿

一、定义

经穴推拿是根据体表内脏相关论，用手指按压体表穴位（多以腹部穴位为主，也可针对不同疾病选用背部、四肢及头面的穴位）治疗疾病的一种方法。

二、主要特点和作用

（一）主要特点

经穴推拿具有应用广泛；对症选穴，以阿是穴为主；患者容易接受，男女老少皆宜；绿色、安全，操作简单的特点。

（二）作用

经穴推拿具有推动经气运行、调节脏腑功能的作用。

三、操作方法

（一）一指禅推法

一指禅推法是指拇指指端、螺纹面着力于身体体表的一定部位或某一处穴位上，做单方向的直线或弧形推动运动。

（二）揉法

揉法是指以一定力度按压在施术部位，带动皮下组织做环形运动的手法。揉法主要包括拇指揉法、中指揉法、鱼际揉法和掌根揉法等。

1.拇指揉法

拇指揉法是指以拇指螺纹面着力并按压在施术部位，带动皮下组织做环形运动的手法。首先将拇指螺纹面置于施术部位上，其余四指置于其相对或合适的位置以助力，然后将腕关节微屈或伸直，拇指主动做环形运动，并带动皮肤和皮下组织，每分钟操作120～160次。

2.中指揉法

中指揉法是指以中指螺纹面着力并按压在施术部位，带动皮下组织做环形运动的手法。首先将中指指间关节伸直，将掌指关节微屈，以中指螺纹面着力于施术部位上，然后前臂做主动运动。通过腕关节使中指螺纹面在施术部位上做轻柔、灵活的小幅度环形运动，带动皮肤和皮下组织，每分钟操作120～160次。为加强揉动的力量，可以将食指螺纹面搭于中指远侧指间关节背侧进行操作，也可将环指螺纹面搭于中指远侧指尖关节背侧进行操作。

3.鱼际揉法

鱼际揉法是指以鱼际着力并按压在施术部位，带动皮下组织做环形运动的手法。首先将肩部放松，屈肘120°～140°，肘部外翘，再将腕关节放松，呈微屈或水平状，将手的鱼际部着力于施术部位上，前臂做主动的横向摆动，使鱼际部做环形运动，带动皮肤和皮下组织，每分钟操作

120～160次。

4.掌根揉法

掌根揉法是指以手掌掌根部着力并按压在施术部位，带动皮下组织做环形运动的手法。首先将肘关节微屈，腕关节放松并略背伸，同时将手指自然弯曲，以掌根部附着于施术部位上，然后前臂做主动运动，带动腕掌做小幅度的环形运动，使掌根部在施术部位上做环形运动，带动皮肤和皮下组织，每分钟操作120～160次。

在临床治疗的实际运用中，上述的基本操作方法可以单独或复合运用，也可以选用经穴推拿的其他手法，如按法、点法、弹拨法、叩击法、拿法、掐法等，视具体情况而定。

四、疗程

经穴推拿一般每周治疗2次，3周为1个疗程。

五、适应证

经穴推拿主要用于治疗痛症，如急性头痛、胸痛、腹痛，以及颈、肩、臂、腰、骶部的软组织损伤等。此外，对膈肌痉挛、心悸、昏厥、胸闷、喘息、胃神经官能症等常见病症也有一定疗效。

六、注意事项和禁忌证

（一）注意事项

（1）注意辨证取穴。

（2）要求循经推穴，宁离其穴，不离其经。

（3）经穴推拿常与脏腑推拿技术组合应用。

（二）禁忌证

严重的心脑血管疾病，肿瘤或感染，女性经期或妊娠期，不采用经穴推拿。

七、治疗后的生理反应及并发症

（一）生理反应

皮肤较薄弱者接受经穴推拿后可能出现局部肿痛，可行热敷处理。

（二）并发症

该治疗的并发症较少，少数医生力量控制不当易造成皮肤、肌肉挫伤等。

【病案举例】

1.经穴推拿治疗咽喉痛

某患者，男，8岁，于2017年8月24日因咽喉痛就诊。患者咽喉痛已两个多月，曾住院两次，每次一个星期，至今缠绵难愈，吞咽困难。患者面色灰白，饮食不佳，怕风，稍有咳嗽，大便偏稀，舌苔布满津液，脉象沉弱。诊断为由肺胃虚寒引起的虚寒性咽痛。治疗方案：每天推拿夹脊穴1次，共10次。第一次推拿时，患者腹部有触痛感，腹中有水声咕噜咕噜作响。第二天来诊时，患者的母亲高兴地说，昨天晚上吃了一碗稀饭，大便稀。第三天能吃米饭。一个星期后，患者能顺利吞咽，面色转红润。10次推拿结束后，病痊愈。

2.经穴推拿治疗食积发热

某患者，女，5岁，发热。因昨晚与家人吃自助餐，摄入多于日常饮食的肉类、冷饮、面食等，夜间发热，体温达39℃，不咳嗽，不流涕，腹胀，未大便，不思饮食，睡中烦躁。望诊：身体瘦弱，面色黄赤，舌红、苔薄黄，指纹紫滞。切诊：腹胀。实验室检查，血常规正常。诊断为食积发热。治疗处方：清肺经、清大肠、清胃经、揉板门、运内八卦、退六腑、揉天枢。治疗5次后痊愈。

第九节　小儿推拿

一、起源与发展

　　小儿推拿，又名"小儿按摩"，以整体观念、阴阳五行、脏腑经络等中医基础理论为指导，根据小儿的生理、病理特点，形成有别于成年人的特定穴位和手法操作，集治疗、预防、保健于一体的推拿疗法。小儿推拿是推拿学的分支和重要组成部分，也是我国医学的瑰宝之一。

　　小儿推拿是中医外治法的一种，其历史源远流长。关于小儿推拿的记载最早见于《五十二病方》，书中有钱匕治疗小儿疾病的记载，即"匕周婴儿瘼所"。至魏晋隋唐时期，按摩疗法盛行，小儿推拿虽尚未从按摩疗法中分离出来，但一些主要医学著作中已不乏小儿推拿方面的内容，如《外台秘要》记载："小儿夜啼至明不安寐……亦以摩儿头及脊验。"明清时期是小儿推拿发展的鼎盛时期，当时儿科医家辈出，小儿推拿专著也大量涌现，如《小儿按摩经》《小儿推拿方脉活婴秘旨全书》《小儿推拿秘诀》等。《小儿按摩经》的问世，标志着小儿推拿这门专科从理论体系到临床疾病的防治已趋成熟，开始走上独立发展的道路。近代，受西方医学的影响，中医药卫生包括小儿推拿遭遇了发展的瓶颈，但小儿推拿在西医学的影响下仍未止步，这段时期仍出现了不少专著，如《推拿易知》《推拿抉微》《增图考释推拿法》《推拿捷径》等。中华人民共和国成立后，国家大力倡导中医药事业发展，小儿推拿迎来了新的发展生机。自20世纪50年代起，我国各地相继建立了中医院校，发展推拿教育，在全国许多中医院开设了小儿推拿科，与此同时，大批小儿推拿教材及著作相继出版，对小儿推拿机理进行深入研究，极大地促进了小儿推拿的蓬勃发展。在小儿推拿发展的历史长河中，衍生了不同的推拿流派，现今流传下来的主要有山东"三字经"小儿推拿流派、孙重三小儿推拿流派、张汉臣小儿推拿流派、金义成海派小儿推拿、刘开运小儿推拿流派等。

二、主要特点和作用

（一）主要特点

（1）小儿推拿简单易学，方便易行。

（2）小儿推拿无毒副作用，有利于疾病康复。

（3）小儿无须忍受痛苦，易于接受，依从性较好。

（4）小儿推拿有利于预防疾病、保健，适用于家庭治疗。

（5）小儿推拿见效快，疗效好。

（二）作用

小儿推拿不仅可以调和阴阳，提高小儿机体的各项机能，还可以疏通经络、补虚泻实、行气活血、防病益智等。

三、操作方法

小儿推拿根据小儿的病症进行辨证取穴，帮助小儿取舒适、能暴露操作部位、便于操作的治疗体位，按症候选择介质涂抹。操作时医生的双手应保持温暖，态度和蔼，争取小儿的配合。一般按先上肢，后头面，再躯干，后下肢的顺序。也可以先主穴，后配穴。还可以先刺激量小的穴位，然后刺激量大的穴位。凡推上肢的特定穴位只取一只手，不分男女，皆推左手。

小儿推拿的操作时间可根据年龄、病情、体质等情况而定。一般每个穴位的操作时间为1～2分钟，总操作时间为20～30分钟。对于年龄小、体质弱、采用刺激性较强的手法者可适当缩短操作时间。操作完毕后须将小儿的汗液擦干，防止感冒。

常用的小儿推拿手法包括推法（直推法、分推法、旋推法）、揉法

（指揉法、掌揉法、鱼际揉法）、按法、摩法、运法、掐法、搓法、摇法、捏法、拿法、拍法等。

四、疗程

小儿推拿宜每天治疗1～2次，7～10天为1个疗程。

五、适应证

1.呼吸系统疾病

小儿推拿可用于治疗呼吸系统疾病，如发热、咳嗽、哮喘等。

2.消化系统疾病

小儿推拿可用于治疗消化系统疾病，如腹痛、腹泻、疳积、呕吐、消化不良、厌食症、便秘等。

3.泌尿系统疾病

小儿推拿可用于治疗泌尿系统疾病，如遗尿、尿潴留等。

4.中枢神经系统疾病

小儿推拿可用于治疗中枢神经系统疾病，如脑瘫。

5.其他疾病

小儿推拿可用于治疗其他疾病，如脱肛、夜啼、流涎症、鹅口疮、肌性斜颈、小儿近视、分娩性臂丛神经损伤等。

六、注意事项和禁忌证

（一）注意事项

（1）医生的指甲须修剪圆滑，长短适宜，以不触痛小儿皮肤为宜。

（2）小儿推拿手法应轻快、柔和、平稳，手法不宜过重。

（3）每次操作时间以20～30分钟为宜。

（4）操作环境应通风、温暖舒适，不宜过冷或过热。医生的双手宜温暖，除去饰物。

（5）操作时应用适当的介质来润滑，保护小儿皮肤，增强疗效。

（6）在治疗过程中，医生和家长须保护小儿安全，防止因惧怕而从诊疗床上跌倒受伤，且不应用力牵拉小儿四肢，避免扭伤。

（7）治疗完毕后30分钟内不宜进食，出汗多者须及时补充水分。

（二）禁忌证

（1）推拿部位出现皮肤破损、出血、感染者，不可采用小儿推拿。

（2）皮肤高度过敏、患传染性皮肤病者，不可采用小儿推拿。

（3）各种肿瘤，急性外伤性骨折、脱位，局部明显水肿者，不可采用小儿推拿。

（4）患有血小板减少性紫癜、过敏性紫癜、血友病等易导致出血的疾病者，不可采用小儿推拿。

七、治疗后的生理反应及并发症

（一）生理反应

在推拿操作结束后，局部皮肤可能出现充血、泛红，片刻后可恢复正常，属正常反应，一般无须处理。

（二）并发症

医生若用力过度，可能造成小儿皮下出血。少量皮下出血可不予特殊处理，让其自行吸收。瘀血较多者，可给服适量活血疗伤药物。

【病案举例】

1.小儿推拿治疗遗尿

某患者，男，6岁半，遗尿3年余，平均每周遗尿5～6次，每天小于或等于1次；夜间熟睡，遗尿不醒，呼之可应；尿量少，尿色黄，尿味骚；形体较胖；平素脾气较差，性情急躁，好动；平时饮水较多，晚间饮水量较大，偶有夜间睡觉翻身频繁；唇色红，舌淡胖，苔薄黄，脉数。未行辅助检查。诊断为小儿遗尿，属肝胆湿热证。治疗原则：清肝、泻热、利湿。头面部揉百会、风池、风府各1分钟，拿五经、扫散胆经各10下。按揉头针顶中线、焦氏头针足运感区1分钟。（来源：山西焦顺发于1971年首先提出的"焦氏头针"。足运感区即下肢运动感觉区，位于前后正中线的中点旁开1 cm，向后引3 cm，平行于正中线）上肢部按揉清肝经、清小肠、补肾经各300次；下肢部按揉三阴交各200次；躯干部按揉丹田、中极、气海、膀胱俞、肾俞1分钟，以擦腰骶部透热为度。每周推拿1次，现夜间遗尿症状明显改善，每周遗尿次数小于或等于1次，偶有遗尿，略有溺出则醒，醒后自行至卫生间排尿。性情较平稳，仍好动，唇色正常，舌淡胖，苔薄白，脉数。

2.小儿推拿治疗夜啼

某患者，女，80天，2017年11月16日初诊。患者家属诉患者啼哭不安1个月余。现夜间啼哭不安，睡喜俯卧，曲腰而啼，啼哭声音低弱，短者10余分钟，长者1小时不止，面色青白相兼，在鼻唇周围色青尤为明显，四肢欠温，得热则舒，不思乳食，大便溏稀，小便较清，故来就诊。查体：精神尚可，面色青白相兼，发育正常，囟门平，唇青，山根青，舌淡红，苔薄白，指纹淡红。心肺未见异常，腹胀，肛门略青。中医诊断：夜啼（脾寒证）。治疗原则：温补脾胃。处方：补脾经200次，摩腹100次，揉中脘100次，推三关200次，揉外劳150次，揉一窝风150次，掐揉小天心30次，掐揉五指节30次。11月17日复诊，经过1次推拿治疗后，当晚安静睡眠3小时醒1次，面色略转红润，四肢欠温好转，纳可，大便仍溏稀，继续按原处方进行推拿治疗1次。11月22日复诊，连续推拿6次，患者家属告知，患者一切正常，夜间已能安静入睡，纳佳，二便调，面色红润，精力充沛。

第十节　脏腑推拿

一、起源与发展

脏腑推拿是传统中医推拿疗法的一个重要流派，是指运用推拿手法作用于人体（以腹部区域为主）的经络穴位或特定部位，以治疗由脏腑机能失调导致的内科、妇科及儿科等病症的中医外治疗法。脏腑推拿源于《黄帝岐伯·按摩十卷》，具有完整、独立的理论体系和特殊治疗手段，是我国传统医学推拿疗法的典型代表。脏腑推拿在《伤寒论》中有大量记载，且内容丰富。明末清初，地处国家政治文化中心的保定日渐开放，脏腑推拿在保定流传。民国初期，原来服务于宫廷的一些脏腑推拿医师多在保定谋生，致使20世纪初脏腑推拿在保定的发展达到一个鼎盛时期，各种流派相互交融，形成了保定脏腑推拿术，并流传至今。保定脏腑推拿术的区域性生存、传承状况在全国独一无二，被医学史家认为是"中国传统推拿的活化石"，在中国传统医学领域具有重要的历史价值。脏腑推拿历代相传，至今掌握此项技术者甚少，现已成为中医学文化遗产中的稀世之宝。2012年，脏腑推拿术入选河北省非物质文化遗产保护项目。2014年，脏腑推拿疗法入选第四批国家级非物质文化遗产代表性项目名录扩展项目名录。

二、主要特点和作用

（一）主要特点

（1）脏腑推拿是根据疾病由浅到深的转变，将按摩部位划分为皮肤、气血、经络、腰肾、骨髓5层，同时根据病情施以攻、散、提、带4种导引疗法，还根据按压、上提的轻重缓急形成不同的补泻方法。

（2）按压穴位均以"现行"为度，即得气，得气以出现凉、麻、热、胀的感觉为标准。

（3）调腹手法作用于经络，以经络调脏腑。古代腹部按摩主要是通过伏冲脉来影响冲、任、督、带四脉的功能，以疏通脏腑经脉的气血，从而达到治疗疾病的目的。

（二）作用

脏腑推拿具有疏通经络、调和气血、振奋阳气、协调脏腑经脉功能，以及平衡阴阳、补虚泻实、扶正祛邪的作用。

三、操作流程

患者取仰卧位。医生坐于患者侧面，先通10遍任脉，按逆时针与顺时针捏揉腹部各5遍。然后以掌振法对小腹部按摩20分钟，将拇指放置于腹肌一侧，其余四指放置于腹肌另一侧，进行3次拿腹。再将手掌与后腹部紧贴，对腹部进行横向推拿按摩，共10次。最后对期门、章门穴各按揉1分钟即可。

四、疗程

脏腑推拿宜每天治疗1次，2周为1个疗程。

五、适应证

脏腑推拿的适应证主要包括颈椎病、肩周炎、腰椎间盘突出症、慢性胃炎、慢性非特异性溃疡性结肠炎、糖尿病、高血压、失眠、中风、更年期综合征、亚健康状态等。

六、注意事项和禁忌证

（一）注意事项

（1）手法不可忽轻忽重，建议先轻后重，由无病处到患处。

（2）操作过程中应注意观察患者的神情是否有不适感，若患者出现不适的症状，应停止操作。

（3）注意人文关怀，提醒患者注意防寒保暖等。

（二）禁忌证

（1）有腹部手术史的患者，不采用脏腑推拿。

（2）妊娠或备孕期的妇女，以及哺乳期妇女，不采用脏腑推拿。

（3）有肠道疾病，如局部狭窄、肠梗阻、肠穿孔、结肠癌、直肠癌等，不采用脏腑推拿。

（4）不耐受手法的患者，不采用脏腑推拿。

（5）合并有其他影响其生存的严重疾病者，不采用脏腑推拿。

七、治疗后的生理反应及并发症

（一）生理反应

脏腑推拿出现腹部疼痛不适感及呕吐感，属正常反应。

（二）并发症

该治疗的并发症较少，有极少数患者可出现腹部不适的情况。

【病案举例】

1.脏腑推拿治疗食欲不振等症

某患者，女，52岁，1990年4月初诊，主诉患胃溃疡、肠炎、胃下垂多年，3年来无食欲、吃不下饭，更不能吃硬食，每天只能喝一点汤或稀饭，贫血，失眠，神经衰弱，走路需要人扶，心悸，腹胀，2次住院治疗无效，病情越来越严重。查体：面黄肌瘦，舌淡，脉沉。按诊：患者取仰位，医生位于患者右侧，腹部肠胃区、小肠与大肠回叠曲区有较大的积聚硬块，心下肝脾区两肋下痞硬。行腹部推拿治疗手法。治则为活血化瘀、软坚散结。左手拇指适度按摩肝区，以助疏肝理气，右手提带脉、按任脉及升提胃穴、气海、中上下三脘穴、小肠回叠十六曲区部、章门、期门、水道、建里，配足三里、脚部症状反射区压痛点，心下肝、脾、两肋下适度按压调整，并按压背部中焦腧穴等。40分钟后患者腹部、胸下部有所软化，有通气的响声，自觉胸腹有舒畅感，当时有食欲。按上法连续治疗7天，饭量显著增加。心悸、神经衰弱、失眠、精神明显好转，走路不用人扶，继续治疗7次，每天1次，上述症状明显好转。患者的饮食基本正常，面色好转，体重增加。6年中随访，体质基本良好，均能正常饮食，能干少量较轻的家务活，未见明显复发。

2.脏腑推拿治疗腹部积结痞硬点等

某患者，女，47岁，1990年7月初诊，主诉患脏病多年，经常心慌、胸闷气短，爱生气，严重时全身无力、腿软伴眼睑肿。查体：舌红，唇黑，面黄，脉数。按诊：心下肝、脾、肋下痞硬，腹部积聚，按有痛感。治则为疏调心、肝、脾及肋间腹部的积结痞硬点，消积化瘀，软坚散结。按压、提理气穴、带脉、气海、水分、章门、梁门、鸠尾、中上下三脘、督脉、膀胱经、心肝、脾俞穴等。经调整腹部推拿30多分钟后，胸腔内听到明显的流水声（表示本症水气凌心或水液上结不下行）。患者立即感到胸腹内轻松、舒畅，经6次推拿调理，胸闷气短、心慌、两腿发软、乏力、饮食均明显好转，眼睑肿已消失，面色由黄变红润、有光泽。8年中随访，未见明显复发，体质良好。

第十一节　钩针技术

一、起源与发展

钩针，又名九针，《黄帝内经》中九针的名称比较统一，《灵枢》"九针十二原"记载，九针为镵针、员针、鍉针、锋针、铍针、员利针、毫针、长针、大针，这些称谓大多根据外形和作用特点而定。在《灵枢》"九针论"和"九针十二原"等篇章中对九针的外形特点和临床应用进行详细论述。《黄帝内经》认为选取合适的针具是临床获效的关键，人体身心疾病与天地、四时、阴阳相关，不同形式的针具又与此相对应。临床治疗应根据天地、四时、阴阳及不同的身心疾病，选择不同的针具，以期达到最好的治疗效果。如《素问》"针解"篇记载："针各有所宜，故曰九针。人皮应天，人肉应地，人脉应人，人筋应时，人声应音，人阴阳合气应律，人齿面目应星，人出入气应风，人九窍三百六十五络应野。故一针皮、二针肉、三针脉、四针筋、五针骨、六针调阴阳、七针益精、八针除风、九针通九窍、除三百六十五节气，此之谓各有所主也。"《灵枢》"官针"云："九针之宜，各有所为，长短大小，各有所施也，不得其用，病弗能移。疾浅针深，内伤良肉，皮肤为痈；病深针浅，病起不泻，支为大脓；病小针大，气泻太甚，疾必为害；病大针小，气不泻泄，亦复为败。""病在皮肤无常处者，取以镵针于病所，肤白勿取。病在分肉间，取以员针于病所。病在经络痼痹者，取以锋针。病在脉，气少，当补之者，取以鍉针，于井荥分输。病为大脓者，取以铍针。病痹气暴发者，取以员利针。病痹气痛而不去者，取以毫针。病在中者，取以长针。病水肿不能通关节者，取以大针。"

人体是由皮、肉、筋、脉等组织所构成的，这些部位所发生的疾病，因病的部位不同，疾病也不一样，应有相应的治疗方法。选用不同形状的针具，是为了应对不同疾病的治疗。不仅如此，在许多具体的治疗中，同样体现辨证施治的思想。古代医家治病，需根据不同患者的体质、病情、病位而采用不同的刺法。如《灵枢》"官针"记载，治疗肌痹，采用合谷刺，其刺法是"左右鸡足，针于分肉之间"；治疗筋痹，采用关刺，其刺法是"直刺左右尽筋上"，即主要刺在四肢关节附近；治疗骨痹，采用"输刺"和"短刺"，前者刺法是"直入直出，深内之至骨"，后者是"稍摇而深入，针至骨所，以上下摩骨也"。总之，古代医家非常重视针具的外形特点所产生的作用，并认为选取合适的针具是获取临床疗效的关键，只有将各种针具不同的作用特点牢记在心，才可能在临床选用上得心应手。如果针具选取不当，不但不能治病，而且会对机体造成伤害。古代医家创制的九针，在使用上各有所宜，应根据临床实际需要来选用。如《灵枢》"官针"所记载的"五刺""九刺""十二刺"等刺法，在应用上都有极鲜明的针对性，即根据疾病发生的部位、疾病的性质和发展的不同阶段采用相应的针具和刺法。随着时代的发展，九针已不适应当前医疗的需要，更何况现代疾病种类、疾病性质、病情的复杂程度远不能与古代相比。因此，仅靠某一种针具，自然难以治疗众多复杂的病症。为适应临床医疗的实际需要，研制一种新的医疗针具势在必行。中华人民共和国成立后，针灸事业得到了空前的发展，学术水平有了很大的提升，针灸界的同仁苦心钻研，勇于进取，研究出许多新的针具和针法。

因九针具有不同形状与功用，临床应按不同病症选用相应的针具，即"病不同针，针不同法"。然而，随着时间的推移和针灸临床技术的不断进步，九针亦有众多演变。如现代运用最广泛的是毫针，临床上为适应不同的体质、部位和病症的需要制备型号各异的针具。将毫针加长则成为长针，进一步发展为现代针身细长，形如麦芒，针体长度为17～25 cm的芒针，用于深刺腧穴治疗疾病。将毫针加粗后则成为大针，大针多作为火针使用，具有温经散寒、通经活络的作用。锋针发展为现在常用的三棱针，临床上常用于瘀血及疼痛性疾病的治疗。铍针，又称"剑针"，是外科临床必备针具。后人在古代员利针的基础上结合现代医学解剖知识和针灸合谷刺法创立员利针法，为软组织损伤疼痛性疾病开辟了一个全新的治疗领域。鍉针即近代所言推针，两者目前临床常用于皮肤浅表的推压与按摩。镵针作为浅刺的工具已不采用，而被皮肤针或丛针所取代。同时，随着针具外形的改变，其质地也逐渐由钢铁或金银发展为普遍使用的不锈钢，在韧性和硬度方面达到良好的契合，并且廉价、实用。

二、主要特点和作用

（一）主要特点

《灵枢》"官针"记载："病在皮肤无常处者，取以镵针于病所，肤白勿取。病在分肉间，取以员针于病所。病在经络痼痹者，取以锋针。病在脉，气少，当补之者，取以鍉针，于井荥分输。病为大脓者，取以铍针。病痹气暴发者，取以员利针。病痹气痛而不去者，取以毫针。病在中者，取以长针。病水肿不能通关节者，取以大针。"

（二）作用

1.镵针

镵针适用于浅刺，"主热在头身也"，以泻肌表的邪热，因肺在外合于皮毛，所以镵针主要治疗肺经的病变。

2.员针

员针主要治疗脾经疾病。

3.鍉针

鍉针"主按脉取气，令邪出"，主要用于推压、按摩经脉（穴位），具有行气活血的作用。以驱邪外出及由脉气不足引起的虚证亦可用鍉针按摩各经的五输穴。

4.锋针

锋针"主痈热出血"，主要治疗痈疡热毒之证，主治病在经络痹阻已久的顽固性疾病和病在五脏的疑难杂症。

5.铍针

铍针主要治疗寒热两气搏结，形成痈肿化脓的病症，适用于切开排脓，排除痈毒。

6.员利针

员利针"主取痈痹者也"，用于痈肿、痹证和急性病等较急重的疾病。

7.毫针

毫针主要治疗人体孔窍的疾病和邪客于络脉的寒痹证。

8.长针

长针主要治疗邪气深入之久痹。

9.大针

大针主要治疗水气不通、关节积水成肿的病症。

三、应用

《灵枢》"官针"指出，镵针"长一寸六分""头大末锐，去泻阳气"，故"病在皮肤无常处者，取以镵针于病所，肤白勿取"。员针"长一寸六分""针如卵圆形，指摩分肉，不得伤肌肉，以泻分气"，故"病在分肉间，取以员针于病所"。鍉针"长三寸半""锋如黍粟之锐，主按脉勿陷，以致其气"，故"病在脉，气少，当补之者，取以鍉针，于井荥分俞"。锋针"长一寸六分""刃三隅，以法痼疾"，故"病在经络痼痹者，取以锋针"。铍针"长四寸，广二分半""末如剑锋，以取大脓"，故"病为大脓者，取以铍针"。员利针"长一寸六分""尖如氂，且员且

184

锐，中身微大，以取暴气"，故"病痹气暴发者，取以员利针"。毫针"长三寸六分""尖如蚊虻喙，静以徐往，微以久留，正气固之，真邪俱往，出针而养，以取痛痹"，故"病痹气痛而不去者，取以毫针"。长针"长七寸""锋利身薄，可以取远痹"，故"病在中者，取以长针"。大针"长四寸""尖如梃，其锋微员，以泻机关之水也"，故"病水肿不能通关节者，取以大针"。

四、疗程

钩针技术宜每周治疗3次，2周为1个疗程。

五、适应证

1.镵针

镵针主要治疗肺系疾病。

2.员针

员针主要治疗脾经疾病。

3.鍉针

鍉针主要治疗由脉气不足引起的虚证。

4.锋针

锋针主要治疗痈疡热毒之证，主治病在经络痹阻已久的顽固性疾病和病在五脏的疑难杂症。

5.铍针

铍针主要治疗阴阳失调形成痈肿化脓的病症。

6.员利针

员利针主要治疗外科痈肿、痹证和急性病等较急重的疾病。

7.毫针

毫针主要治疗外感风寒痹证。

8.长针

长针主要治疗邪气深入之久痹。

9.大针

大针主要治疗水肿病。

六、注意事项和禁忌证

（一）注意事项

（1）针刺治病是一种安全、有效的疗法，但由于种种原因，有时也可能出现某种异常情况，如晕针、滞针、弯针等，医生必须立即进行有效处理。

（2）严格遵守无菌操作，防止感染。操作时须轻、准，防止断针。注意不要伤及患者内脏。

（3）根据不同部位掌握针刺的角度和深度。

（二）禁忌证

（1）患者在过度饥饿、暴饮暴食、醉酒后及精神过度紧张时，禁止针刺。

（2）患者出现严重的过敏性、感染性皮肤病，以及患有出血性疾病（如血小板减少性紫癜、血友病等）时，禁止针刺。

（3）对于儿童、破伤风、癫痫发作期、躁狂型精神分裂症发作期等，针刺时不宜留针。

七、治疗后的生理反应及并发症

（一）生理反应

针后可能出现局部胀、痛、麻或沉重感，或少数患者出现局部血肿，无须特别处理。

（二）并发症

该治疗的并发症较少，有极少数患者可出现晕针的情况。

【病案举例】

1.钩针技术治疗痤疮

某患者，男，25岁，头部多发性痤疮反复发作8年，2个月前加重伴瘙痒，多方治疗无效，遂来就诊。查体：后脑及头顶前、额头发际附近密集痤疮，有结节高出皮肤，有脓性分泌物、出血点、抓痕，舌质红，苔黄，脉弦数。辨为血热郁毒型痤疮。予刀钩针钩割大椎棘突，加1~6胸椎棘突放血，钩刺后挤出血液，若血液颜色发暗则挤出或拔罐放血，直至血液颜色变鲜红为止。每两周针刺1次。钩刺放血4次后，痤疮好转约70%，改为每月放血1次，2个月后痤疮基本痊愈。

2.钩针技术治疗面瘫

某患者，男，35岁，左面部口眼歪斜1个月。患者1个月前晨起时发现左侧面部口眼向右侧歪斜，左侧鼻唇沟变浅，喝水漏水，鼓腮漏气，左侧额纹变浅，蹙眉困难，左眼闭合不全，舌质淡，苔白，脉弦。诊断为周围性面神经麻痹。于附近诊所针灸治疗1个月未见好转，遂来就诊。辨为难治性面瘫，属风寒型。予刀钩针取穴：口腔颊黏膜（内颊车）结节处、完骨、颈夹脊、胸锁乳突肌起止点。每5天治疗1次，2次为1个疗程。用毫针常规取穴，每天1次，治疗1个疗程后症状明显好转，鼓腮不再漏气，眼睛闭合略差，加用眼部周围肌肉毫针浅刺激，再治疗2次后基本痊愈。

3.钩针技术治疗乳房硬块

某患者，女，35岁，左乳房内发现硬块3个月，未行正规治疗，硬块日渐加重，遂来就诊。查体：左乳房有3个硬块，右乳房有1个硬块。予针刺双侧内关穴，用导气法，深呼吸3次；或用钩针钩割天宗穴、肩井穴，进针1.67 cm，每穴钩割3刀。每周治疗1次，共治疗3次，硬块消失。2个月后回访，未见复发。

4.钩针技术治疗肩部疼痛

某患者，男，29岁，于2个月前无明显诱因下出现肩部疼痛，休息后不能缓解，并逐渐向左上臂发展，左肩部活动受限。查体：C4～C6椎旁双侧压痛（＋），椎动脉扭曲试验（±），臂丛神经牵拉试验（＋），左肩部广泛压痛（＋）。诊断：颈椎病（神经根型）。治疗：钩针钩割C4～C5横突后结节点、C7棘突、枕外隆突下缘、肩胛提肌止点，每点钩割3次，每周1次。用毫针常规取穴，循经取穴，留针30分钟，每天治疗1次。经上述治疗，半个月后症状消失。

第十二节　针刀疗法

一、起源与发展

针刀疗法的诞生是人类治疗疾病发展的必然结果。针刀工具的产生起源于一个偶然的事件。1976年，一位老人的手受伤后不能活动，就诊于朱汉章医生。朱汉章医生经过详细询问老人的病情并检查伤处后，认为主要是由于掌筋膜、肌腱等组织损伤后与掌骨发生粘连所致的。而针灸的治疗显然力不从心，常规的手术治疗又会加重软组织的粘连，于是他拿起了较粗的九号针头，经过常规消毒后，将针刺至骨面，左右剥弄了几下，不一会儿便拔出针头，然后趁老人不备，快速推压患肢，随着"吱呀"一声响，老人的手竟活动自如了。此后，朱汉章医生在骨伤科的一些常见病的临床实践中，把空心针头改成实心针头，为方便使用，他还把针头的根部改成扁平的柄。从此，第一把针刀产生了。

通过不断的改进和大量的临床应用，尤其是对骨刺及髌骨软化等慢性软组织损伤性疾病的治疗，探讨慢性软组织损伤的病因、病理及针刀的治疗原理，逐渐形成了新的治疗理论体系——针刀疗法。针刀疗法的形成是一种新的诊断及治疗思想的形成过程。理论上的逐步成熟和针刀治疗所达到的前所未有的效果，得到了全国乃至世界同行的赞誉。从1987年开始，针刀疗法迅速在全国推广，全国各地先后开办针刀医学培训班。针刀疗法得到了长足的发展，在全国各地取得了显著的成绩。针刀疗法不局限于慢性软组织损伤和骨刺等疾病，对内科、外科、妇科、儿科等多种疾病的治疗，都取得了显著的成效。针刀这一闭合性的手术疗法，是中西医的结合，既能让患者不受手术之苦，又能解除患者的病痛，具有标本兼治的优势，使成千上万的顽固病例得到治愈。近年来，在各方面的专家及广大医务工作者的共同努力和不断探索下，针刀疗法正在为人民的健康做出贡献。随着人们对针刀疗法和各种疾病的病因、病理的深入研究，针刀医学将会得到不断完善和发展。

二、主要特点和作用

（一）主要特点

针刀疗法具有操作简便，创伤极小，安全可靠，较少出现后遗症及并发症，疗效迅速、确切等特点。

（二）作用

针刀疗法具有松解、剥离组织，消除高应力纤维，恢复关节间平衡，组织减压，闭合性切割、矫正，闭合性截骨，破坏敏感神经的感受器，阻断疼痛反射机制的作用。

三、操作流程

1.定点

医生应详细询问患者的病史，认真检查并确定病变部位，了解病变部位的解剖结构。医生须在进针点处做一个记号，然后对局部进行常规消毒，再铺上无菌洞巾。

2.定向

针刀刀刃宽0.8 cm，为避免损伤，刀口线应与重要的血管神经、肌肉纤维走向平行。

3.加压分离

在完成定向后，医生用右手拇指、食指捏住针柄，其余手指托住针体，稍加压力，但不刺破皮肤，在进针点处形成一处长形凹陷。刀口线与重要的血管神经及肌肉纤维走向平行，使血管神经分离在刀刃两侧。

4.刺入

医生继续加压，当出现坚硬感时，说明刀口下的皮肤被推挤到接近骨质，稍微加压，即可穿过皮肤。此时，进针点处的凹陷基本消失，神经血管即在针体两侧膨起。

5.其他

根据病情需要采用不同方法施行手术。

四、疗程

针刀疗法一般每周治疗1次，1～2周为1个疗程。

五、适应证

1.人体躯干、四肢顽固性的痛点、痛性结节与条索状物

人体躯干、四肢顽固性的痛点、痛性结节与条索状物大多是由外伤、病理性损伤引起的软组织粘连、挛缩及瘢痕组织等，通过针刀松解可消除疼痛。

2.骨刺

由骨刺引起的临床症状，通过针刀对骨刺尖部的松解及周围的病变软组织治疗，可以取得较好的疗效。

3.神经、血管卡压性疾病

由软组织损伤后出现的挛缩、瘢痕、炎症等压迫、牵拉、刺激神经、血管引起的症状，通过针刀对病变软组织的切割、疏通、剥离，使神经、血管的卡压得以解除并取得疗效。

4.滑囊炎

滑囊受到急性、慢性损伤后肿胀、发炎，刺激和压迫周围组织。通过针刀切开增厚或发炎的滑囊壁，使淤积在滑囊壁的滑液得到疏通，起到消炎、止痛的作用。

5.腱鞘炎

针刀疗法对急性、慢性腱鞘炎有较好的疗效，对狭窄性腱鞘炎的治疗有独特的作用。

6.肌性关节强直

由于膝关节、肘关节、脊柱后关节遭受各种损伤，使周围肌肉、韧带、滑囊、关节囊等软组织挛缩、肥厚、粘连等，影响关节活动。通过针刀对病变软组织的松解，配合手法运用，以及夹板固定或持续牵引等方法，使关节恢复正常状态。

7.非脑源性肌痉挛和肌紧张

8.脊柱区带疾病

脊柱区带疾病包括由脊柱关节错移、周围软组织损伤引起的一系列脊柱疼痛、功能障碍和相对应的内脏病变。

六、注意事项和禁忌证

（一）注意事项

（1）由于针刀疗法是在非直视下进行操作，如果对人体解剖特别是局部解剖不熟悉，手法不当，很容易造成损伤。因此，医生必须熟悉欲刺激穴位深部的解剖部位，提高操作的准确性和疗效。

（2）选择阿是穴作为治疗点时，须找准痛点的中心进针，在进针时须保持垂直（非痛点取穴可以灵活选择进针方式）。如进针偏斜，容易损伤非病变组织。

（3）遵守无菌操作，特别是做重要关节深部治疗，如膝、肩、肘、颈等部位的关节深处切割时须遵守无菌操作。

（4）熟练掌握针刀进针法，可以减轻进针时给患者带来的疼痛。在深部进行铲剥、横切、纵剥等剥离操作手法时宜轻，否则会加重疼痛，甚至损伤周围的组织。在关节处做纵剥时，注意不要损伤或切断韧带、肌腱等。

（5）在进针剥离的过程中，如患者突然出现触电样的感觉，须稍微退针刀，改变进针方向，切不可原位进针，更不能迅猛推进，以免损伤神经。

（6）出针刀应迅速，同时用棉球长时间压迫操作部位，以防出血。如发现有出血现象，特别是深部有出血倾向，应用无菌棉球或无菌纱布加压固定，防止继续出血。

（7）术后对某些创伤不严重的治疗点可以局部按压，有利于促进血液循环。

（8）医生在术后应鼓励患者多做局部运动和功能锻炼，促进局部血液循环和功能恢复，防止术后产生新的粘连。

（9）对于部分短期疗效很好，但1~3个月或更长时间后，疼痛复发，又恢复原来疾病症状的病例，尤其是负荷较大的部位，如膝关节、肩肘关节、腰部关节的患者，应考虑下述因素：患者的生活习惯、走路姿势、工作姿势等造成疾病复发；虽然通过手术解除了局部粘连，但是新创面又形成新的粘连而再次影响功能；疾病部位无粘连，但术后创面由于缺乏局部运动而造成粘连；局部再次遭受风、寒、湿邪的侵袭所致。因此，患者须特别注意日常生活起居。

（二）禁忌证

（1）严重内脏病发作期患者，不采用针刀疗法。

（2）施术部位有感染及肌肉坏死或深部有脓肿者，不采用针刀疗法。

（3）施术部位有重要的神经、血管或重要脏器必须避开者，不采用针刀疗法。

（4）有出血倾向及凝血功能障碍者，如血友病、血小板减少症，不采用针刀疗法。

（5）诊断不明确者，不采用针刀疗法。

（6）体质虚弱者、高血压患者、晚期肿瘤患者，应慎重采用针刀疗法。

（7）严重的骨质疏松症患者，不采用针刀疗法。

（8）骨结核病患者，不采用针刀疗法。

七、治疗后的生理反应及并发症

（一）生理反应

针刀疗法治疗后可能出现局部血肿，应在出针后及时压迫止血，其他无须特别处理。

（二）并发症

针刀疗法的并发症较少，有极少数患者可能出现晕针的情况。

【病案举例】

1.针刀疗法治疗冈下肌损伤

某患者，男，40岁，机械厂木工，在一次盖房上梁时冈下肌损伤，当时疼痛不能继续工作，随即贴膏药，吃跌打丸，休息数天后，自觉好转，又坚持上班。工作3天后，疼痛加剧，患者被迫休息治疗，辗转治疗3个月左右无效，且近来疼痛严重，夜间不能入睡，2008年5月13日就诊。诊断为冈下肌损伤，冈下窝疼痛剧烈，触痛明显，且触及条索状肿物数块。采用针刀在冈下窝处一次治疗3刀，当晚即能入睡。5天后来复查，自觉病愈。检查冈下窝处还有轻微压痛，嘱自行做上肢外展、上举、后伸锻炼。1年后随访，患者做上肢活动10天便上班，至今无任何疼痛不适。

2.针刀疗法治疗腕管综合征

某患者，女，48岁，化工厂钳工，患腕管综合征5年，四处求医，2009年11月17日就诊。给予针刀治疗1次，并嘱服三七片，5天后来复诊。自诉唯有腕部轻微酸胀，其他症状已全部消失，嘱回去后用热醋熏洗5次。14个月后随访，自诉10天后症状全部消失，至今无任何不适。

3.针刀疗法治疗慢性腰臀部肌损伤

某患者，男，46岁，银行干部，患慢性腰臀部肌损伤15年，于1982年4月就诊。诊断为慢性腰臀部肌损伤三组合型。接收住院治疗，住院21天。第一次进行针刀治疗，选择臀部两个痛点、腰部一个痛点进行治疗，当晚即能入睡。共治疗5次13个点，症状全部消失，观察1周后，情况良好，可出院，爬山、跑步均无不适症状。随访，也无不适症状。

第十三节　水针刀技术

一、起源与发展

水针刀技术是吴汉卿教授经过30余年的临床潜心研究，将张仲景医圣祠内"清朝年间刀针"与现代水针疗法（即穴位注射疗法）相结合形成的中医微创疗法，是一种注射性松解术。水针刀技术作为传统医学九针疗法与现代医学水针疗法相结合的产物，是介于针灸疗法与开放性手术间非直视下的新型注射性微型外科手术，以软组织局部解剖学、立体解剖学、动静态三维解剖学、生物力学、生物信息学、经络学说、无菌炎症学及动静态平衡学和中西药药理学为理论基础。水针刀技术对软伤科疾病、脊柱相关性疾病的治疗具有广阔的前景。

二、主要特点和作用

（一）主要特点

水针刀技术治疗范围广，使用灵活，操作简单，可以增强水针疗法的效果，具有针刀疗法和水针疗法的双重作用，弥补了其他针刀疗法的局限性，减少了血管神经损伤及针刀术时再出血、再粘连的恶性循环，以及减少了一针多孔和针刀术时无麻性疼痛。

（二）作用

水针刀技术具有松解、剥离组织，消除高应力纤维，恢复关节间平衡，组织减压，闭合性切割、矫正，闭合性截骨，破坏敏感神经的感受器，阻断疼痛反射机制的作用。

三、操作流程

1.选择体位

根据不同部位的疾病，选择不同的体位。

2.选择治疗点

水针刀治疗点为病变阳性反应点、压痛点、酸胀点，即肌腱起止点、交叉点、骨端附着点、骨性突隆起点、相邻点、经络穴位交会点、内脏疾病的反射点等。

3.选择刀口方向

选择刀口方向时，应避免损伤血管、神经及内脏。刀口方向应与血管、神经与肌腱走向平行。

4.选择合适的进针法

（1）快速刺入法。用于血管和神经分布少且痛觉敏感部位，如肌腱炎、腱鞘炎等。

（2）慢速摇摆进针刀法。用于神经和血管丰富处，肌肉丰厚处应给予加压摇摆，以避开血管和神经。

（3）垂直进针刀法。用于四肢躯干部，如肩背、腰臀部、四肢肌肉丰厚处等。

（4）斜行进针刀法。用于脊柱两旁，如枕部、肩峰下、肩胛内上角、尾骨、髌骨下缘、踝关节等处。

5.浅刺注药→深刺回抽内容物、注药→行水针刀松解术

四、疗程

水针刀技术每周治疗1次，1～2周为1个疗程。

五、适应证

水针刀技术可用于治疗各种慢性软组织损伤，如肩胛提肌损伤、菱形肌损伤、腰肌劳损等；外伤后遗症、术后综合征，如颈椎术后综合征、腰椎术后综合征等；肌腱炎、筋膜炎、滑囊炎等；神经卡压综合征，如臀上皮神经卡压综合征、梨状肌卡压综合征等；骨关节增生性疾病、退行性病变，如膝关节骨性关节炎、跟骨骨刺等；骨关节缺血坏死性疾病，如股骨头坏死症等；风湿和类风湿性关节炎、强直性脊柱炎性、痛风等；各种神经痛，如枕神经痛、肋间神经痛、坐骨神经痛等；脊柱相关性疾病，如颈源性头痛、颈源性眩晕、颈源性心脏病等。

六、注意事项和禁忌证

（一）注意事项

（1）严格无菌操作，水针刀须高温、高压消毒。

（2）水针刀是空心体，使用前须仔细检查有无痕迹，以防折针、断针。

（3）了解水针刀治疗点局部血管和神经的走行与分布，避免损伤血管和神经。

（4）逐层体会水针刀下的感觉，鉴别是病变组织还是正常软组织，在不超过病灶范围及病灶层次的要求下进行松解治疗。

（5）严格掌握和控制水针刀注射药物剂量、药物浓度、配物禁忌，同时须注意药物的适应证及其他注意事项。

（6）密切关注患者在治疗中的感觉及变化，如患者出现头晕、心慌、恶心、出汗等，应及时停止操作，按一般晕针处理。

（二）禁忌证

（1）全身感染发热性疾病患者，不采用水针刀技术。

（2）凝血机制不全，如血友病、血小板减少症患者，不采用水针刀技术。

（3）施术部位出现红、肿、热、痛或深部脓肿，不采用水针刀技术。

（4）严重的心、脑、肾疾病患者，不采用水针刀技术。

（5）传染性疾病患者，如骨结核、梅毒等，不采用水针刀技术。

（6）体内恶性病变患者，如骨癌、淋巴瘤等，不采用水针刀技术。

七、治疗后的生理反应及并发症

（一）生理反应

水针刀治疗后患者可能出现局部血肿，医生应及时压迫止血，无须特别处理。

（二）并发症

该治疗的并发症较少，极少数患者可能出现晕针的情况。

【病案举例】

1.水针刀技术治疗后颈部肌筋膜疼痛综合征

某患者，女，40岁，由于产后久坐抱子导致肩颈部酸、胀、痛，颈部强直，反复发作10年，每因受累、受凉后加剧，严重时心烦意乱，易怒、失眠、肩有重物感，捶打、热敷可缓解，四处求医问药，疗效不佳。患者于1988年2月24日到水针刀疗法专科求治。查见颈后部僵硬，有条索状结节物。诊断为颈部肌筋膜疼痛综合征。经水针刀技术治疗3次后痊愈。2年后随访，无复发。

2.水针刀技术治疗落枕

某患者，女，36岁，服装厂工人，主诉颈部酸痛不适半个月，近2天加重，颈部活动受限，动则左颈部疼痛剧烈，出现头昏、头晕等症状，不能正常工作，曾服中西药物及按摩，无明显疗效。查见左胸锁乳突肌与肩夹肌压痛明显，可在左颈部横突、乳突后，上部触到阳性结节，疼痛明显。X线片示颈椎正、侧位未见阳性改变，确诊为落枕。随之选择3个治疗点采用水针刀技术治疗。治疗后，患者即感枕部轻松，疼痛症状消失。5天后复诊，诸症全部消失。为巩固疗效，采用水针刀技术再治疗1次，半年后随访，无复发。

3.水针刀技术治疗肩周炎

某患者，女，48岁，清洁工人，患左侧肩周炎2年余，历经多方医治，效果不佳。近2个月来发作严重，活动受限，功能丧失，疼痛剧烈。患者于1993年12月到水针刀疗法专科求治。查见患者左肩部外展后旋后伸抬举严重受限，左肩部喙突处、肩峰下、大小圆肌的抵止端压痛明显，经水针刀技术治疗3次后痊愈。1年后随访，无复发，现已正常工作。

第十四节　练功康复技术

一、起源与发展

传统康复医学是我国传统医学的重要组成部分，在我国传统医学的理论指导下，具有独特的康复理论、技术和方法的一门应用型学科。传统康复技术是传统康复医学体系中所应用的具体康复手段和方法。我国传统康复技术历史悠久，内容丰富，许多传统疗法对康复治疗有着良好的效果。我国的推拿、针灸、太极拳、气功等在康复领域的显著作用和特色已为世界康复医学界所瞩目。当前，我国传统康复医学与传统康复技术进入一个良好的发展时期，在临床、教育、学术研究等领域都取得了新进展。

21世纪以来，我国康复医学教育得到快速发展，已形成了不同层次的康复医学和康复治疗专业教育体系。

练功康复技术，又称功能锻炼，古代称为导引，是指通过肢体运动的方法来防治伤病、增进健康的一种疗法。传统的练功康复技术在肢体运动的同时还强调调神与调息，运用肢体运动与意、气相结合的方法来防治皮肉、筋骨、气血、脏腑、经络的伤病，达到健康长寿的目的。数千年来，练功康复技术一直为历代医家所应用，是中医伤骨科有效的传统疗法之一。

二、主要特点和作用

（一）主要特点

练功康复技术操作简单，能充分发挥患者练功的主观能动性，调心宁神，使动作与呼吸相协调。

（二）作用

练功康复技术具有增强全身肌肉的力量，辅助治疗肢体扭伤、四肢肌肉酸痛，防止功能障碍，强身健体，延年益寿的作用。

三、操作方法

（一）颈项功

（1）预备姿势。两脚开立，距离与肩同宽（或取坐位），两手叉腰。

（2）动作要领。①抬头望天；②头部还原；③低头看地；④头部还原。上身腰部保持不动，抬头时吸气，低头时呼气，呼吸自然并逐渐加深。

（二）肩臂功

（1）预备姿势。两脚开立，距离与肩同宽，两臂下垂。

（2）动作要领。屈肘上提，两掌与前臂相平，提到胸前与肩平，掌心向下；两掌用力往下按，至两臂伸直为度。上提时肩部用力，往下按时手掌用力，肩部尽量放松。动作宜慢，呼吸应均匀、自然。

（三）腕部功

（1）预备姿势。腕部功重点在锻炼腕部，取立位或坐位均可，两手臂向前平举。

（2）动作要领。将手指尽量伸展并张开，然后用力屈曲握拳，左右交替进行。

（四）腰背功

（1）预备姿势。取坐位或立位均可，两手掌对搓发热后，紧按腰部。

（2）动作要领。用力向下推摩到尾骶部，然后再向上推回到背部。每个动作重复12～36次。

（五）腿功

（1）预备姿势。两脚开立，比肩稍宽。两手叉腰，四指在前，两肘撑开。

（2）动作要领。①右腿屈曲下弯，左腿伸直；②还原；③左腿屈曲下弯，右腿伸直；④还原。上体伸直，两眼平视前方，初练时膝部不必过分下弯。

四、疗程

练功次数以每天2～3次为宜，局部锻炼每次15～30分钟，全身锻炼每次30～60分钟，以不感到疲劳为宜。

五、适应证

练功康复技术应用范围很广，对慢性疾病有较好的疗效，尤其对机能性和一般躯体疾病患者的收效比较快。一些患者经过治疗后，食欲不振、情绪不稳定、睡眠质量差、血压高、局部疼痛等症状有显著好转，能很快地恢复健康。

六、注意事项

（1）练功前应调整好心态，去除恐惧、怨恨等消极的情绪，不急不躁，避免七情干扰。

（2）练功前最好摘除手表，帽子、胸罩、腰带、围巾不宜穿戴过紧。修剪指甲，有利于按摩。

（3）练功时不能过饥、过饱，用餐20～30分钟后练功为宜。

（4）选择地处安静、空气清新、地面平整、树多傍水的场地练功。不要在汽车尾气多、高压线下、电视塔下、各种波频发射器周边练功。

（5）禁烟酒及刺激性强的食物。多吃新鲜蔬菜、水果和有利于康复及抗癌的食物。

七、治疗后的生理反应及并发症

（一）生理反应

初期锻炼者可能出现肌肉酸胀、疼痛等现象，少数患者出现局部关节难屈伸，无须特别处理。

（二）并发症

该治疗的并发症较少，有极少数患者可出现头晕、心慌、胸闷等情况。

【病案举例】

1.练功康复技术治疗肩痹病

某患者，男，60岁，个体猪肉经营户，由于常年用刀切猪肉，导致左肩疼痛，活动受限1年余，在当地医院针灸、理疗、服药后病情可有好转，但停针、停药后病情仍如以前，于2019年8月16日前来就诊。嘱患者用颈项功、肩臂功训练左肩关节，10天为1个疗程，治疗2个疗程后症状减轻。随访，未复发。

2.练功康复技术治疗膝痹病

某患者，男，65岁，农民，患膝关节疼痛4年余，打针、服药后缓解，但时常复发。舌淡黯，苔薄白，脉细，乏力。诊断为气血亏虚，手足阳明经多血多气，肾主骨，肾气亏虚，筋脉濡养不足。嘱患者练腰腿功、八段锦，坚持半年后，症状较前减轻。

第十五节　穴位贴敷技术

一、起源与发展

穴位贴敷是中医外治法的一种，起源于远古时期，先民们在与野兽和自然的斗争中，经常出现外伤疾病，将植物的叶、茎、根等涂敷于伤口，可以起到止血、止痛、消肿等作用。《周礼》将医生分为四类，其中疡医"掌肿疡、溃疡、金疡、折疡之祝药"，所谓"祝药"是指外用的方药，说明远在周代，贴敷外治就为疡医所广泛运用。在我国现存最早的医方著作《五十二病方》记载的283首方剂中，供外用的敷方就有70多首，如将白芥子捣烂，外敷百会穴，使局部皮肤发红，可以治疗毒蛇咬伤，这是最早的贴敷法。其后我国最早的医学典籍《黄帝内经》有"桂心渍酒热熨寒痹""马膏膏法缓筋急"，以及"白酒和桂以涂风中血脉"的记载。关于痹证的治疗，最早采用针刺和药物外敷等疗法。东汉末年，张仲景的

《伤寒杂病论》首次辨证论治的原则贯穿于治疗始终，极大地促进了外敷治法的发展。晋唐时期以后，随着针灸学发展，外敷法与经络腧穴的特殊功能相结合，使穴位贴敷技术得到了长足的发展和应用。东晋时期葛洪著的《肘后备急方》中，再次出现穴位贴敷的方剂，即"治疟疾寒多热少，或但寒不热，临发时，以醋和附子末涂背上"。在此之后，历代医家对穴位贴敷疗法进行广泛应用。唐代孙思邈所著的《千金要方》中膏方主要治疗外科疾病和风湿痹痛，以及由外感引起的疼痛、僵直等症。明代《普济方》有药敷涌泉，治疗鼻渊的方法；《本草纲目》有药敷神阙，治疗水肿的方法；清代名医徐灵胎曾谓"用膏药贴之，闭塞其气，使药性从毛孔而入其腠理，通经贯络，或提而出之，或攻而散之，较之服药尤有力，此至妙之法"。该论述明确阐述了穴位贴敷疗法的药物吸收作用机理。清代吴尚先提出"皮毛隔而毛窍通，不见脏腑恰直达脏腑"。药物贴敷穴位时的作用机制可归纳为由卫气载药而行，卫气不仅循行于体表且散于胸腹，入于脏腑；药有四气五味，升降浮沉。药物气味，入于皮腠，进而孙络，再入络脉，继之经脉，依赖气血的运行内达于脏腑，散布于全身，通过腧穴、经络的调节而发挥效应。吴尚先对这一疗法进行了系统总结，其所著的《理瀹骈文》系统阐述了以穴位贴敷法为主的集针灸学与方药于一体的外治理论。贴敷方包括膏、丹、丸、散、饼、栓、泥等多种剂型。《理瀹骈文》载有外敷方200余首，涉及病种广泛，并指出"膏药能治病，无殊汤药，用之得法，其响立应"。

总之，中华民族历代众多医籍中均载有不少贴敷疗法，内容丰富多彩，方法多种多样。自中华人民共和国成立以来，该疗法无论从理论研究，还是从临床应用方面都得到了较全面的发展，如《穴敷疗法聚方镜》《药物敷贴疗法》《脐疗》等专著较系统地整理和阐述了穴位贴敷疗法的理论和临床应用范围，使这一疗法得到进一步完善和提高。

二、主要特点和作用

（一）主要特点

（1）穴位贴敷技术以中医基础理论为指导，以整体观念、辨证论治为原则。

（2）穴位贴敷技术将膏药或用各种液体调和药粉而成的糊状制剂，贴敷于一定的穴位或患部，通过药物的透皮吸收，腧穴、经络及机体自身的调节，达到防治疾病的目的。

（3）透皮给药具有超越一般给药方法的独特优势，它可以不经过肝脏的"首过效应"和胃肠道的破坏，提供可预定的和较长的作用时间，从而降低药物毒性和副作用，维持稳定、长久的血药浓度，提高疗效，减少给药次数，且给药方便。

（4）穴位贴敷技术集合了针刺和中药治疗之所长，具有制备简单、用法舒适、副作用小等优点。

（二）作用

穴位贴敷技术利用药物刺激腧穴、皮部，启动腧穴、皮部、经筋、经别、络脉、经脉功能，激发经气，联系并加强全身脏腑组织器官功能，扶助正气，可内调脏腑系统，外调骨骼肌肉关节系统。

三、操作流程

（1）穴位贴敷时，患者取坐位，充分暴露相关腧穴。

（2）医生对患者贴敷部位进行常规消毒后，取出贴膏，揭开防粘层，将胶面贴于患者贴敷部位，并轻轻按压使之牢固。

（3）贴敷2～6小时后由患者自行去除药物及胶布，并用棉签蘸温水清洗贴敷部位，保持局部清洁。少数患者在贴敷后出现皮肤疼痛或灼热，不能忍受时，即使时间未达2小时也须立即取下。

四、疗程

穴位贴敷的时间根据疾病情况、药物性质、患者年龄，以及患者皮肤对药物敏感程度等而定，每次贴敷的时间多在4～6小时，通常以局部皮肤稍有灼热感为宜。贴敷的频率应保持每天1次，多数以10次左右为1个疗程，但根据疾病性质的不同，急性、慢性疾病的疗程长短不一。

五、适应证

1.呼吸系统疾病

穴位贴敷技术可用于治疗呼吸系统疾病，如哮喘、支气管炎、慢性阻塞性肺疾病等。

2.消化系统疾病

穴位贴敷技术可用于治疗消化系统疾病，如腹泻、溃疡性结肠炎、胁痛等。

3.风湿免疫性疾病

穴位贴敷技术可用于治疗风湿免疫性疾病，如风湿性关节炎、膝关节炎等。

4.循环系统疾病

穴位贴敷技术可用于治疗循环系统疾病，如冠心病、心绞痛、胸痹、心痛等。

5.内科疾病

穴位贴敷技术可用于治疗内科疾病，如癌症、糖尿病、周围神经病变、肾病综合征等。

6.外科疾病

穴位贴敷技术可用于治疗外科疾病，如腰肌劳损、肛脓肿等。

7.儿科疾病

穴位贴敷技术可用于治疗儿科疾病，如厌食症、小儿肺炎、遗尿等。

8.妇科疾病

穴位贴敷技术可用于治疗妇科疾病，如痛经、乳腺炎等。

9.其他疾病

穴位贴敷技术可用于治疗其他疾病，如带状疱疹、腮腺炎等。

六、注意事项和禁忌证

（一）注意事项

注意调配药物的保存时间及方法。药物的存放时间直接影响用药疗效，所用药物应现配现用或当天调配，并在常温条件下密闭保存。

（二）禁忌证

穴位贴敷无明显禁忌证。

七、治疗后的生理反应及并发症

穴位贴敷后可能造成皮肤发红、发痒、疼痛或产生皮疹，甚至水疱破溃等并发症，还可能发生中药药渍污染衣物、贴敷药物温度过低造成患者不适等情况。

【病案举例】

1.穴位贴敷技术治疗咽炎

某患者，女，68岁，在季节更替之交常出现咽炎，咽痒、咳嗽，在当地医院针灸、理疗、服药后病情可有好转，但停针、停药后病情仍如以前，于2020年3月20日前来就诊。治疗时用甘草、姜汁调和，贴于天突穴和大椎穴，连续贴敷1周，病症明显减轻，贴敷1个月后，患者基本痊愈。随访，未复发。

2.穴位贴敷技术治疗支气管炎

某患者，男，45岁，支气管炎，输液两天效果不太明显，活动受限，于2020年1月15日上午门诊行贴敷治疗，贴膻中、大椎，定喘，晚上回访听诊还有哮鸣音，但是症状减轻。患者规律贴敷10天后，随诊，症状明显减轻。

第十六节　中药热熨技术

一、起源与发展

中药热熨技术具有悠久的历史，在我国现存最早的医方著作《五十二病方》中，就有热熨疗法的记载。《黄帝内经》中也有"病生于筋，治之以熨引"的论述，并载有药熨方专治寒痹。中药热熨技术是将相关药物碾细或捣烂后，经加热，用布包裹，趁热迅速在患者身体的特定部位来回移动或反复旋转、按摩，从而治疗某些疾病的方法。该技术具有简、便、廉、验、捷等优点，是一种既古老又新兴的外治方法，对风、寒、湿、痹、虚、瘀等各种病症有独特的疗效。药熨包里可以是治疗该病的内服药，也可以是服剩的药渣。具体配方依病而选材，多选用气味辛香、雄烈之品，加热后透入皮肤而发挥温热和药物的双重作用。

二、主要特点和作用

（一）主要特点

（1）中药热熨技术操作简便，无创、无痛，患者易于接受。

（2）中药热熨技术选用的药材可重复使用，价格便宜。

（3）中药热熨技术可局部治疗，直达病所，起效迅速。

（4）中药热熨技术经中医辨证论治后，在热效应的基础上实现热疗和药疗的结合。

（二）作用

中药热熨技术的作用是通过热力与药力强烈刺激腧穴，激发机体的免疫力，达到温通经络、行气活血、祛湿散寒的目的。同时，通过对经络的调整，起到补虚泻实，促进阴阳平衡，防病保健的作用。此外，药物及热刺激使局部毛细血管扩张，促进药物渗透与吸收，提高全身效应。中药热熨技术不仅用于治疗疾病，还用于保健、养生。

三、操作流程

（1）医生备齐用物后，引导患者至床旁，取适宜体位，暴露热熨部位，注意保暖，必要时用屏风遮挡患者。

（2）用压舌板在热熨部位涂一层凡士林，然后将药袋放到患处或相应穴位处，用力来回推熨，以患者能耐受为宜。力量应均匀，开始时用力要轻，速度可稍快，随着药袋温度的降低，力量可增大，同时速度减慢。若药袋温度过低，应及时更换药袋或加热。

四、疗程

中药热熨每天治疗1～2次，每次治疗15～30分钟。

五、适应证

（1）由风湿痹证引起的关节疼痛、酸胀、沉重、麻木，可采用中药热熨技术治疗。

（2）由跌打损伤等引起的局部瘀血、肿痛，可采用中药热熨技术治疗。

（3）由扭伤引起的腰背不适、行动不便，可采用中药热熨技术治疗。

（4）由脾胃虚寒引起的胃脘疼痛、腹胀泄泻、呕吐等，可采用中药热熨技术治疗。

六、注意事项和禁忌证

（一）注意事项

（1）在操作过程中应保持药袋的温度，温度过低则需及时更换药袋或加热药袋。热熨温度应适宜，一般保持在50～60℃，不宜超过70℃，老年患者、婴幼儿及感觉障碍者，热熨温度不宜超过50℃，操作中应注意保暖。

（2）在热熨过程中应随时听取患者对温度的感受，观察皮肤颜色变化，一旦出现水疱或烫伤时应立即停止，并给予适当处理。

（3）热熨时注意室内温度，热熨后应避风保暖，防止感冒。

（二）禁忌证

孕妇的腹部及腰骶部、大血管处，皮肤破损及炎症、局部感觉障碍处，忌用中药热熨技术。

七、治疗后的生理反应及并发症

（一）生理反应

中药热熨治疗后局部皮肤会出现泛红，一般无须特别处理。

（二）并发症

该治疗的并发症较少。

【病案举例】

1.中药热熨技术治疗肩部疖肿

某患者，女，55岁，农民，于2014年5月就诊。既往体健，自诉于7天前发现背部肩胛部不适，有鸡蛋大红肿，稍痛，自己用鱼石脂外敷，疗效不好，反而肿大加重，前来诊治。

刻诊：查见背部左侧肩胛部有一处2.5 cm×2.5 cm疖肿，隆起，红肿稍有波动，体温不高。诊断为疖肿。用独角膏加热外贴，未用任何消炎药。第二天换药时见疖肿顶部有一个黄豆大脓口，清除脓液，继续外贴独角膏。第三天换药时见疖肿明显缩小，以后每隔一天换药1次，共换药6次，痊愈。愈合口未见明显疤痕。

2.中药热熨技术治疗膝盖肿痛

某患者，男，65岁，农民，于2013年10月就诊。自诉年轻时在工地劳动落下双膝盖疼痛，遇冷加重。曾做针灸治疗，服用西药（不详），但病情时轻时重。

刻诊：询问病史，未做双膝盖X线片。查体：血压130/80 mmHg，体温37℃，心肺听诊无异常。查双下肢走路正常，下蹲困难，双膝盖稍肿。诊断为痹症。用独角膏外贴治疗，5天换药1次，20天为1个疗程。第一个疗程后，患者感觉痛苦减轻。第二个疗程后，痛止肿消，活动较好，下蹲较前好转。嘱咐患者注意冬季保暖。1年后回访，未见复发。

第十七节　中药冷敷技术

一、起源与发展

中药冷敷技术早在唐代的《本草拾遗》中就有记载，冰味甘，大寒，无毒，主去烦热。明代李时珍在《本草纲目》中收录了"伤寒阳毒，热盛昏迷者，以冰一块置于膻中（两乳之间）"的外治方法。同时，书中还载有用冰敷乳房，治乳痈初起；用冰敷膻中，解白酒中毒之法。现代中药冷敷技术不但用于高热、昏迷患者的急救，而且还用于多种病症的治疗。

二、主要特点和作用

（一）主要特点

中药冷敷技术具有简、便、廉、验等特点，非常切合临床应用。

（二）作用

中药冷敷技术具有降低体温、减轻局部充血及出血、抗炎和消肿、解痉、镇痛等作用。

三、操作方法

（一）中药湿冷敷

将中药放在砂锅内，加水煎汤，过滤去渣，待冷却后，放入冰箱冷藏室保存。使用中药时，先用消毒纱布7～8层或干净毛巾浸取药液，以挤压至不滴水为度，外敷患处，并及时更换，保持患处的纱布层或毛巾在8～15 ℃。

（二）中药冰敷

1.操作流程

先将中药粉碎，然后混合均匀，制成外用散剂备用。使用时，先用凉开水将中药散剂调成糊状，外敷于患处，厚度0.5～1.0 cm，面积大于病变部位，其上覆盖3～5层纱布，再用冷敷袋敷于纱布上以保持低温。温度控制在-4～-3 ℃，每次冰敷时间在30分钟左右。

2.冰敷袋的制作

（1）盐水冰袋。选用一次性输液袋（100 mL、250 mL、500 mL等规格），然后灌装20%盐水，放入冰箱冷冻室冷冻2～4小时，取出后外观呈霜状液体或冰水混合物，即可应用。该方法操作简单，冷冻后霜状液体或冰水混合物的表面软硬适度，与患处接触面积增大，患者舒适度增加。

（2）简易乙醇冰袋。选用规格为2 000 mL的静脉营养输液袋，先用剪刀剪去输液袋活塞远端，保留活塞，再用注射器向袋内注入50%乙醇1 000～1 500 mL，排尽空气，最后关闭活塞，平放在冰箱里冷冻备用。该方法取材方便，制作简单；冰箱冷冻室的常用温度为-24～-6 ℃，而50%乙醇的冰点是-30 ℃，故在冰箱内不会结成冰块，可以增加患者的舒适感及安全感；可重复使用，减轻患者的经济负担。

（3）医用彩色盐水冰袋。首先选择边缘圆钝的250 mL软包装液体袋，贴上标签纸，用圆珠笔注明"冰袋"。然后称取食盐25 g，添加水250 mL，用搅拌棒搅拌，使之完全溶解为10%盐水，再滴入0.1 mL蓝墨水，使盐水呈淡蓝色，用50 mL注射器抽取淡蓝色盐水，并注入软包装液体袋。最后将软包装盐水袋置于5 ℃冰箱内预冷1小时（可使盐水冰粒体积减小），再置于-20 ℃（或-18 ℃）冰箱内24小时后即成冰袋。该方法制作的冰袋呈冰霜状，在融化过程中其形态为冰水混合物，冰袋松软，能充分接触患处，易于固定，避免给患者造成不适或压伤，且标识明显，杜绝了差错隐患。

（4）芒硝冰袋。用芒硝10 g加水100 mL配制成10%芒硝溶液。根据患处大小分别采用3种规格的棉垫，然后用50 mL、30 mL、20 mL芒硝溶液分别将大、中、小规格的棉垫浸润，装入透水无纺布袋中（按棉垫规格制成，一面为透水层，另一面为隔水层），放置于-18 ℃冰箱中12小时，即成芒硝冰袋。芒硝冰袋取出后呈冰霜状，松软、可塑形。该方法制作的冰袋在低温环境下持续时间长，放在室温18～24 ℃持续3小时，温度仍在-5 ℃。与传统方法相比，该方法制作的冰袋松软，且与体表接触充分，易于固定，患者感到舒适。

3.中药酊剂凉涂法

将中药放入密闭的玻璃容器内，加入60%乙醇，密闭静置2周，过滤，去渣。然后将澄清的中药液灌入喷雾瓶内，再放入冰箱冷藏室保存。使用时喷涂于病变部位，喷2～3层，面积大于病变部位，其上覆盖3～5层纱布，再用冷敷袋敷于纱布上以保持低温。温度控制在-4～-3 ℃，每次冰敷时间在30分钟左右。

4.中药散剂冷敷法

将中药粉碎、过筛，按《中华人民共和国药典》把固体粉末加工成细粉，混合均匀后，放入冰箱冷藏室保存。使用时揉于患处，再用含有凉性物理介质的膏贴敷于患处，1小时后去除膏贴。

四、疗程

中药冷敷技术的治疗可视患者的情况决定疗程。

五、适应证

中药冷敷技术一般多用于烫伤早期、急性扭伤早期、鼻出血、高热患者等。中药冷敷技术的适应证包括发热性疾病，如外感实热、内伤实热，急性筋伤（急性软组织损伤），鼻衄（热伤脉络、迫血妄行），急性皮肤病，膝痹病（膝关节滑膜炎急性期、热痹），天行赤眼（急性结膜炎）等。

六、注意事项和禁忌证

（一）注意事项

（1）单次冷敷时间不宜过长，每次20～30分钟为度。

（2）经常观察皮肤变化，特别是创伤靠近关节、皮下脂肪少的患者，每0.5～1.0小时观察患肢末梢血运，了解患者局部感受。注意冰袋不能与皮肤直接接触。将冰袋直接置于患处则可能引起严重的冻伤，如发现皮肤苍白、青紫、有麻木感时，表示静脉血淤积，应停止冷敷，否则会造成冻伤。

（3）冷敷完毕后，注意保持皮肤局部干燥和温暖。

（二）禁忌证

中药冷敷技术的禁忌证包括阴寒证，伴有循环障碍，如动脉栓塞、雷诺氏病等，以及急性炎症后期、慢性炎症或深部化脓病灶、系统性红斑狼疮、冷过敏及断肢再植等。

七、治疗后的生理反应及并发症

（一）生理反应

中药冷敷后部分患者会出现皮肤苍白、青紫、有麻木感等，停止冷敷后一般不用特殊处理。

（二）并发症

该治疗的并发症较少。

中药冷敷技术治疗痛风性关节炎

某患者，男，32岁，职员，因痛风性关节炎住院，住院期间患者第一跖趾关节及膝盖肿胀疼痛，活动受限。予中药生大黄、黄柏、白芷、生天南星粉剂置于蜂蜜中调匀，放入冰箱冷冻10分钟后贴敷患处2小时。经2天中药冷敷结合内服中药、西药治疗，患者患处红肿、疼痛的症状明显好转。连续贴敷5天后，患者可自主下地行走，上述症状明显好转。

第十八节 中药湿敷技术

一、起源与发展

中药湿敷技术是将中药煎汤或用其他溶媒浸泡中药，利用冷或热的物理作用，将中药浸泡的敷料敷于患处，通过疏通气机、调节气血、平衡阴阳，达到疏通腠理、清热解毒、消肿止痛的一种方法，古代称渍法。

早在《周礼》中就有用外敷药治疗疮疡的记载："疡医掌肿疡、溃疡、金疡、折疡、折病之祝药。"《神农本草经》记载的中药外治法中有不少沿用至今，如苦参消痈肿，硫黄主妇人阴蚀等。《五十二病方》中记载的外治法包括熏、浴、洒、沃、傅、涂、膏、封等，所载283首方剂中用于外敷的方剂达110余首，并对敷法的用途、敷药的剂型、方法及注意事项做了较详细地描述。《黄帝内经》曰："其有邪者，渍形以为汗"，意思是用汤液使其出汗。这是用熏洗来祛邪的最早记载。

到了汉代，张仲景在《伤寒论》中描述："阳气沸郁在表，当解之熏之。"《后汉书》中亦有"夫病有宜汤、宜调……宜蒸熨、宜洗，病若在肠中，便断肠煎洗，缝腹膏摩"的记载。

东晋葛洪的《肘后备急方》中首次载入湿敷方，书中亦载有大量供熏洗、敷贴等外治的制剂。我国第一部外科专著《刘涓子鬼遗方》记录了"温洗疮上""另恒温"及"另极冷，擒肿上"的温敷和冷敷之法。唐代孙思邈所著的《千金药方》记录有数种溻渍方，记载了"故帛四重汁内中""擒肿上干易之，日夜数百度""常另湿"等具体应用方法。而王焘的《外台秘要》中也记载了用毡做湿热敷的方法。

到了宋元时期，政府对医药的重视与支持，以及各学术流派的逐渐形成，使溻渍法的内容更加丰富和充实。《圣济总录》曰："治外者，由外以通内，膏熨蒸浴粉之类，籍以气达者是也。"这表明溻渍法可以"疏其汗孔，宣导外邪"。元代齐德之在《外科精义》中指出："溻渍法，疮疡初生，经一二日不退，须用汤水淋射之。在四肢者，溻渍之，其在腰背者淋射之，其在下部者浴渍之。"书中记录了木香溻肿汤、升麻溻肿汤、溻肿升麻汤等多个溻渍方，并对溻渍法的机理"溻渍疮肿之法，宜通行表。发散邪气，使疮内消也，盖汤有荡涤之功。此调疏导腠理，调理血脉，使无凝滞也"进行分析。

明清时期是中药外治法发展的鼎盛时期。清代《疡医大全》中论述了溻渍的作用："淋洗之功，痛疽初发，洗之则宜拔邪气，可使消退；已成洗之，则疏导腠理，调和血脉，探引热毒，从内达外，易深为浅，缩大为小；红肿蔓延，洗之则收敛；紫黯黑，洗之则红活；逐恶风，祛风邪，除旧生新……凡治疮肿初起，一二日间，宜药煎汤洗浴熏蒸，不过取其开通腠理，血脉调和，使无凝滞之意，免其痛苦，亦消毒耳。如已溃洗之，令疮净而无脓。"《理瀹骈文》记载："病之所在，各有其位，各有其名，各有其形，按其位，循其名，核其形，就病以治病，皮肤隔而毛窍通，不见脏腑恰达脏腑也。"

二、主要特点和作用

（一）主要特点

（1）湿敷使低浓度的渗液向高浓度药液渗透，达到收敛渗液的目的，从而减少或停止渗出，使炎症逐渐消退。覆盖的湿润敷料可软化痂皮，吸收各种分泌物，隔绝外界刺激，因而具有保护及清洁的作用。同时，湿敷的液体可使角质细胞膨胀，有利于药物的吸收。

（2）将蘸湿的湿敷药垫置于皮肤损伤处后，湿敷液自然冷却，可促使局部皮肤末梢血管收缩，从而使充血减轻、渗出减少，发挥消炎、镇定、止痒、抑制渗出和收敛的功能。同时，湿敷具有促进药物吸收、清洁和保护皮肤的作用。

（3）热湿敷秉承"阳盛则动"之理，通过促进局部血液循环，提高新陈代谢水平，加速炎症物质的吸收而减少渗出物，同时增强局部循环，减轻疼痛。

（二）作用

中药湿敷技术具有抑制渗出、收敛止痒、消肿止痛、控制感染、促进皮肤愈合等作用。

三、操作方法

中药湿敷治疗是根据病情来配方，将配方的药物加工成药散，或水煎汤，或用95%的酒精浸泡5～7天即可使用。使用时用消毒纱布蘸药液敷在患处，1～2小时或3～5小时换药1次。有些疾病（如痈肿）可先熏洗，然后湿敷，这样可增强疗效。具体操作方法如下：

（1）患者取舒适体位，充分暴露施治部位。医生用温水洗净局部，然后根据患者的性别、年龄、患病部位选择合适的消毒药品来消毒。

（2）根据患者病情选择中药湿敷的油、膏、散、鲜露等，在需要中药湿敷的部位用合适的器械刮涂药物。

（3）中药湿敷一般选择患处或穴位，皮肤破溃处应避免外敷药物。

（4）中药湿敷时间一般为4～8小时，最长不超过24小时。对于一些敷药后出现不适、过敏的患者，应立即停止用药，并给予相应处理。

四、疗程

中药湿敷治疗宜每天2次，每次40分钟，14天为1个疗程。

五、适应证

中药湿敷常用于治疗外科、肛肠科、骨伤科、皮肤科，如痈、疽、疔、疖、丹毒等疾病，湿疹、激素依赖性皮炎、传染性湿疹样皮炎等皮肤科疾病，筋骨和关节劳损等骨伤科疾病。

六、注意事项和禁忌证

（一）注意事项

（1）注意掌握和更换湿敷垫及湿敷液的时间，并保持一定的湿度、清洁度与温度。渗出伴浮肿较重者应持续湿敷，夜晚涂油膏，病轻者白天可湿敷多次，随着症状减轻而逐渐减少次数。

（2）湿敷垫必须与皮损密切贴附，方能达到湿敷的目的。颜面、耳后、肛周、外阴及指、趾间等部位，因形态不规则，应特别注意贴敷紧密。湿敷面积不可过大，应随着季节、室内温度而定，一般不超过全身面积的1/3，以免体表过度蒸发造成脱水。对老人、幼儿以及皮肤损伤在颈、胸等部位的患者应特别注意。冬季室内温度较低时，颈、胸部位最好不用冷湿敷。

（3）使用后的纱布应洗净、消毒（可煮沸消毒）后再使用。湿敷液应新鲜配制，防止因溶液变质而影响效果。

（4）纱布从药液中捞出时，应适度拧挤，保持干湿恰到好处。药液温度不宜过高，防止烫伤。

（5）如皮疹、红肿逐渐消退，渗液减少，创面已干燥，须停止湿敷，改用其他剂型。

（二）禁忌证

外伤后患处有伤口，皮肤急性传染病等忌用中药湿敷技术。

七、治疗后的生理反应及并发症

该治疗的生理反应及并发症较少，有极少数患者可出现瘙痒症状。

【病案举例】

1.中药湿敷技术治疗丹毒

某患者，女，40岁，右小腿红肿、热痛3天，舌质红，苔黄，脉浮数。诊断为丹毒（风热毒蕴证）。予细辛6g，桂枝10g，红花20g，车前草30g，板蓝根20g，透骨草20g，冷敷，温度为15～20℃，纱布厚度8～10层。治疗8天，1个疗程后明显好转。随访，未复发。

2.中药湿敷技术治疗湿疹

某患者，男，47岁，主诉全身泛发暗红色丘疹，剧痒6年。全身泛发暗红色丘疹，除面部外，全身皮肤粗糙，角化皮纹理增粗，肥厚，有色素沉着，呈深褐色，散在明显的抓痕血痂，脉象弦滑，苔白腻，舌质红。西医诊断为慢性泛发性湿疹。中医辨证为湿毒内蕴，发于肌肤。选用马齿苋、黄柏各100g，地丁50g，湿敷。治疗17天，2个疗程后痊愈。随访，未复发。

第十九节　中药熏蒸技术

一、起源与发展

中药熏蒸技术，又称中药蒸煮疗法、中药汽浴疗法、药透疗法、热雾疗法等。中药熏蒸技术以中药性味功能和脏腑经络学说为理论依据，选用一定的方药经过不同加热方法而产生温热药气，利用中草药的热力或蒸汽作用于皮肤、腠理，达到开泄腠理、散邪解肌、清热解毒、消肿止痛、杀虫止痒、温经通络、活血化瘀、疏风散寒、祛风除湿、协调脏腑功能等目的。中药熏蒸技术是我国医学的重要组成部分，属中医外治法的范畴，为历代医家所重视并普遍使用。《礼记》记载："头有疮则沐，身有疡则浴。"《五十二病方》明确提出了用煎煮中药的蒸汽熏蒸可治疗疾病，其中有熏蒸洗浴八方，如用骆阮熏治痔疮，用韭和酒煮沸熏治伤科病症等。张仲景的《金匮要略》亦记述了用苦参汤熏洗，治疗狐惑病蚀于妇人下部的药方与手法。东晋葛洪的《肘后备急方》记述了用煮黄柏、黄芩熏洗，治疗创伤与疡痈症。唐宋时期，熏蒸疗法得到较快发展。在熏蒸阴部、足部的基础上，又提出熏蒸眼部、熏蒸头发等方法。元、明、清时期，熏蒸疗法得到进一步发展，并且日趋成熟和完善。清代《急救广生集》和《理瀹骈文》是中药外治分支科学体系的成熟与完善，尤其是《理瀹骈文》，其宏论之精辟、辩证、颠扑不破更是将中药外治从实践到理论推向一个新的高度。中华人民共和国成立后，随着科技的不断进步，亦有一批影响颇深的专著，如《自然疗法大全》《实用中医独特疗法大全》《当代中药外治临床大全》《中国医学疗法大全》等有关中药熏蒸洗浴疗法的单行本相继出版，师承前人，推陈出新，为中药外治和中药熏蒸疗法的不断发展推波助澜。

二、主要特点和作用

（一）主要特点

1.直达病灶

直达病灶主要体现在两个方面：①药蒸汽通过皮肤的渗透、转运、吸收，直达病灶。中药熏蒸通过作用病灶周围的体表皮肤，使药物离子直接到达病灶组织的表面和内部，从而具有药到病除的效果。②药蒸汽通过人体内通外口的开口，直达病灶。人体的某些外通体表的腔、管道结构组织，如阴道、宫颈、尿道、肛门、肛肠、口腔、咽喉、鼻腔、食道等，当中药熏蒸作用在这些部位的开口周围，药蒸汽则通过开口处进入管道，从而对组织器官的病变起到直接的治疗效果。

2.副作用小

中药熏蒸对脾胃的毒副作用小。中药熏蒸经皮肤、孔窍直达病灶，不经过脾胃，对脾胃无影响。因此，中药熏蒸对于脾胃功能欠佳的患者，是非常好的治疗手法。

3.绿色纯天然

中药熏蒸绿色纯天然，体现在两个方面：①无须药物治疗。不是所有的熏蒸都需要配制中药，某些病症如亚健康、冻疮、轻度感冒、风湿性关节炎等，通过纯净水或自来水熏蒸的热效应就可以达到通经活络、行气活血、排汗、排毒、祛风、除湿、散寒的效果。②中药治疗。中药熏蒸所用药物均为得天地日月精华的天然之物。中医认为"药食同源"，人食天地之物而得病，因而宜采用天地之物来治病。

4.享受治疗过程

中药熏蒸的过程是人体肌肉筋骨放松的过程，也是一个舒缓、享受的过程，比打针疼痛、输液不便、中药苦口等更容易让人接受。

5.经济成本低

中药熏蒸的经济成本极低，各种熏蒸机器的价格也不高，同时熏蒸治疗过程成本较低，患者容易接受。

（二）作用

1.热效应的物理刺激作用

（1）皮肤在热效应的物理刺激下，可疏通腠理，舒经活络，放松肌肉，消除疲劳。

（2）热效应可以促进毛细血管扩张，行气活血，促进血液循环和淋巴循环，改善周围组织的营养状况，同时排废排毒，使机体气血畅通，代谢平衡，改善亚健康。

（3）热效应可以温通解凝，促进瘀血和水肿的消散。

（4）热是致病因子风、寒、湿的克星，能有效排除体内的风、寒、湿邪。对由风、寒、湿邪引起的疾病，热疗能起到非常明显的效果。

（5）人体的肾，女性的卵巢、子宫，是喜温恶寒的器官，在热效应的作用下，这些器官的血液循环加快，活性增强，能够调节并维持器官功能的正常发挥。

2.局部性药理效应

在患部直接熏蒸，药蒸汽通过皮肤的渗透、转运、吸收，可以直达病灶，药效高度聚集，在病灶处清热解毒，散寒消肿，祛风燥湿，杀虫止痒，舒筋活络，行气止痛。通过患部皮肤吸收，高浓度的药物直达病灶，这是中药熏蒸相对内服药最突出的优势。由于人体的部分组织如肌性组织、结缔组织、筋骨膜类组织结构，导致血液中的药物穿越脂膜的透过率很低，从而使治疗效果不理想。

3.整体性药理效应

整体性药理效应分为穴位经络效应和血液循环效应。穴位经络效应是中药雾化气体中所含的芳香化浊、辛香走窜的药物离子作用于皮肤、腧穴后，在穴位经络效应和穴位的信息效应影响下，通过神经体液装置和经络系统，调节高级神经中枢、内分泌系统、免疫系统，从而达到迅速调整人体脏腑气血和免疫功能的目的。血液循环效应是药物通过皮肤吸收后，一部分药物进入毛细血管，通过血液循环稳态扩散至全身，从而调节全身状况。

三、操作方法

1.烟气熏法

烟气熏法是利用所取药物，或研粗末，置于火盆或火桶中，或用纸片，将药末摊于纸上并卷成香烟状，点燃并熄灭后而产生的烟气，对准某一特定部位进行反复熏疗，如艾灸，以达到治疗的目的。烟气熏法也可用于室内的消毒灭菌，以预防疾病为目的。

2.蒸汽熏法

蒸汽熏法是利用药物加清水煎煮后所产生的蒸汽熏蒸某一特定部位。操作方法：①取用一种特殊容器，将所用药物置于容器中加清水煎煮后，即对准患处或治疗部位，边煮边熏；②取出药液，倒入盆内，再趁热熏蒸。

3.现代"气雾透皮"技术

应用现代电子技术生产出的气雾透皮设备，可进行全身、四肢及局部的气雾给药，具有操作简便，药物浓度和温度稳定等优点。

四、疗程

中药熏蒸宜每天1次，6周为1个疗程。

五、适应证

1.内科疾病

中药熏蒸技术可用于治疗内科疾病，如感冒、咳嗽、哮喘、肺痈、中风、高血压、头痛、呕吐、腹胀、便秘、淋证等。

2.外科疾病

中药熏蒸技术可用于治疗外科疾病，如疔疮、痈疽、乳痈、烫伤、痔疮、肛裂、软组织损伤、血栓闭塞性脉管炎、腱鞘炎等。

3.妇科疾病

中药熏蒸技术可用于治疗妇科疾病，如闭经、痛经、带下病、外阴瘙痒、溃疡、阴肿、阴疮、宫颈盆腔炎、子宫脱垂等。

4.儿科疾病

中药熏蒸技术可用于治疗儿科疾病，如湿疹、腹泻、痄腮、麻疹、小儿遗尿、小儿麻痹症等。

5.骨科疾病

中药熏蒸技术可用于治疗骨科疾病，如骨折、脱臼、关节僵化症、滑囊炎、肋软骨炎、肩周炎、网球肘、骨质增生、化脓性骨髓炎等。

6.五官科疾病

中药熏蒸技术可用于治疗五官科疾病，如眼病、鼻窦炎、唇炎、咽喉炎、耳疮等。

六、注意事项和禁忌证

（一）注意事项

（1）一般将蒸汽温度控制在45 ℃左右，每次熏蒸时间设定为30分钟左右。较高的熏蒸温度可以明显提高即时的止痛效果及远期治疗效果，但部分敏感部位不耐受高温，此时须降低熏蒸温度至人体体温上下。小儿及智能低下、年老体弱者熏蒸时间不宜过长，且需家属陪同。临床应用时，应视具体情况调节熏蒸温度，以患者能耐受为宜。

（2）冬季熏蒸时，应注意保暖，夏季须避风。熏蒸后应擦干身体，避免汗出当风，引起感冒。

（3）施行中药熏蒸疗法时，应防止烫伤，各种用具应牢固、稳妥，热源应合理，药液不应接触皮肤。熏蒸浴具应注意消毒。

（4）空腹及饭后半小时不宜熏蒸。熏蒸完成后须喝300～500 mL的白开水。中药熏蒸过程中应注意有无恶心、呕吐、胸闷、气促、心跳加快等不适症状，严防出汗、虚脱或头晕，若有不适，应立即停止熏蒸。

（二）禁忌证

孕妇及月经期妇女、严重出血者、心脏病和高血压严重病危者、结核病患者、心力衰竭患者、肾衰竭患者、动脉瘤患者、温热感觉障碍者等，禁用中药熏蒸治疗。

七、治疗后的生理反应及并发症

中药熏蒸治疗后的排病反应可包括弛缓、过敏、排毒、复原等，主要表现为嗜睡、腹泻、出汗、疼痛、皮疹、发热、腹痛、恶心等，通常在血液彻底运作之后，此类反应可逐渐消失。

【病案举例】

1.中药熏蒸技术治疗外阴瘙痒

某患者，女，38岁，于1998年7月20日来院就诊。自诉外阴瘙痒半年余，曾到某院妇科检查，诊断为外阴瘙痒症，给予西药对症治疗及洁尔阴等外用，稍有好转，停药后复发，反复瘙痒，日益加重，下午及夜间更甚，夜间难以入睡，瘙痒甚时烦躁不安，行动时阴部疼痛，近来头昏、四肢乏力、精神不振，舌红、苔黄腻。妇科检查：外阴部红肿，有大小不等的疹子，部分因搔抓破皮感染。白带常规化验：脓细胞（++）。证属外阴瘙痒感染。给予蛇黄苦参汤加蒲公英30 g，金银花20 g，3剂煎水外熏洗，结合口服抗生素治疗3天，嘱每天熏洗2次，10天后复诊，外阴感染已好转，瘙痒症状消失，饮食、睡眠、精神均好转，白带常规化验正常。为防止复发，继续用药3天。随访，3个月无复发。

蛇黄苦参汤组成：蛇床子30 g，黄柏30 g，苦参30 g，虎杖30 g，百部20 g，白鲜皮20 g，花椒20 g，白矾10 g，雷公藤20 g。上药加水3 000 mL，煮沸30分钟，取汁倒入清洁容器中，先熏患处，待皮肤适应水温后反复清洗患处或坐浴，每天早晚各1次，10天为1个疗程。对感染严重者，可配合口服抗生素治疗。

2.中药熏蒸技术治疗屈指腱鞘炎

某患者，女，60岁，左中指疼痛，活动受限8个月就诊。检查：左中指掌指关节掌侧酸楚不适，屈伸不利，屈指后出现"交锁"现象，不能主动伸直，局部压痛明显，可触摸到痛性硬结于指下弹动，同时伴响声。X线片示左手掌、指骨均无异常。诊断为屈指腱鞘炎。应用以下方药熏洗2个疗程，疼痛减轻，手指关节活动灵活。继续治疗3个疗程，疼痛消失，掌指关节功能恢复正常，硬结消失。随访，1年余，未见复发。

方药：杜仲30 g，桑寄生30 g，秦艽30 g，防风30 g，宽筋藤30 g，海桐皮30 g，丹参30 g，延胡索30 g，威灵仙20 g，伸筋草30 g，羌活30 g，桂枝30 g，川芎30 g。上药加水2 000 mL，煮沸15分钟后，倒入盆内，把患肢放于盆上，用浴巾覆盖熏蒸，待药液温度降低后，把患肢放进药液中浸泡，并用药渣热敷患处，轻柔地活动关节。每天治疗2次，每次30分钟，7天为1个疗程。

第二十节　中药泡洗技术

一、起源与发展

中药泡洗技术是借助药物本身的功效，在温热作用下，药物经皮肤、腧穴等进入经脉血络，输布全身，疏通经脉，达到治病的目的。

中药泡洗，古已有之。我国现存最早的医方著作《五十二病方》中就有治婴儿癫痫的药浴方。《礼记》中记载"头有疮则沐，身有疡则浴"，《黄帝内经》中有"其有邪者，渍形以为汗"，进一步阐述了泡洗熏治法的治疗理论。实际应用在东汉张仲景所著的《金匮要略》中用苦参汤熏洗，治疗狐惑病蚀于妇人下部得到充分体现。运用中药泡洗治疗痔瘘，最早见于唐代孙思邈的《千金要方》。药浴的历史源远流长，奠基于秦代，发展于汉唐，充实于宋明，成熟于清代。

二、主要特点和作用

（一）主要特点

（1）功。药力通过泡浴者皮肤的毛囊孔、皮脂腺孔、汗腺孔、角质细胞及其间隙攻入体内，这是药力渗入体内强力做功的过程。在这个过程中皮肤发挥吸收的功能，泡浴者须放松自己，最大可能地让皮肤吸收药力，只有将药物气力渗入体内才能发挥药效。

（2）散。药物强大气力渗入体内后，以气推血，以血带气，血气在全身加速循环。药物气力进入血液循环和经络系统，通过血液循环和经络的作用，开始在全身散开，内达五脏六腑，外通肢体百骸。

（3）通。药力开始在全身散开的过程中，血液循环加速，心跳的速率一般会达到正常情况的1.5～2.0倍。在此过程中，通过药力的作用强力打通全身的血脉和经络，同时高速洗涮血管及体内的污浊和毒素。

（4）排。在药力完成功、散、通之后，高速血液循环所洗涮血管、体内的污浊和毒素开始通过发汗、排便排出体外（主要是通过发汗排毒，有时还通过流鼻涕、流眼泪排毒）。

（二）作用

中药泡洗技术可以疏通经络、活血化瘀、祛风散寒、清热解毒、消肿止痛、调整阴阳、协调脏腑、通行气血、濡养全身等。

三、操作方法

（一）全身泡洗

全身泡洗是用较多的中草药煎汤制成水剂，然后将其注入浴缸、浴桶或专门器械中，待药液降温后，用来全身泡洗的治疗疾病的方法。这种方法洗浴范围大，浸泡时间长（1次浸泡可达30～40分钟），对感冒、风湿、丹毒、湿疹、疥疮等内科、皮肤科疾病能起到较好的治疗或辅助治疗的作用。

（二）局部泡洗

局部泡洗是用药液浸洗身体或身体的某一部位（多为患部），以达到治疗局部或全身疾病的目的。这种方法洗浴时间长，药液直接浸于体表，可使药液中的有效成分有充足的时间进入体内，以便发挥治疗的作用，是临床中最常用、疗效最确切、治疗范围最广的药浴技术之一。

四、疗程

中药泡洗宜每天1～2次，每次20～30分钟，7～10天为1个疗程，病情较重者可酌情增加泡洗次数。

五、适应证

中药泡洗不仅适用于痈、疮、肿毒、筋瘤、血栓性浅静脉炎、癣、痔、烫伤、外伤、骨伤等局部疾病，还适用于发热、失眠、便秘、中风、痛风、关节炎、肾病、高血压、糖尿病、肩–手综合征、手足综合征等全身性疾病。

六、注意事项和禁忌证

（一）注意事项

（1）药液温度一般以38～42 ℃为宜，泡洗时间不宜过长，以20～30分钟为宜，以防烫伤。此外，患者在中药泡洗时应微微出汗，不可大汗淋漓，以防虚脱，即所谓的"气随汗脱"。

（2）患者在中药泡洗时，充分暴露泡洗的部位，药液以浸过患者双足踝关节为宜。

（3）在泡洗过程中应饮用300～500 mL温开水，小儿及老年人酌减，以补充体液及增加血容量，便于代谢物的排出。有严重心肺及肝、肾疾病患者，饮水不宜超过150 mL。

（二）禁忌证

（1）急性传染病、严重心力衰竭、呼吸衰竭等患者，均忌全身中药泡洗。

（2）危重外科疾病患者，患处有伤口，严重化脓感染疾病患者，需要进行抢救者，以及严重骨性病变（如骨结核等）患者，忌用中药泡洗。

（3）饱食、饥饿、过度疲劳，以及饭前饭后半小时内，均不宜使用中药泡洗。

（4）妊娠期的妇女禁止使用中药泡洗，由于血液的再分配有可能导致胎儿供血不足而流产。

七、治疗后的生理反应及并发症

（一）生理反应

（1）中药泡洗后可能出现皮肤发红、发热的症状，无须特别处理。

（2）部分使用者（尤其是较肥胖的使用者）在中药泡洗后皮肤出现轻微刺痛感或小丘疹，均属自然排毒现象，可继续使用。

（3）身体虚弱者在浸泡过程中可能会出现头晕、心跳加快、恶心、全身酸软无力等症状，属于正常现象。随着泡洗对体质的调整，以上症状会逐渐消失。

（4）体虚、受风寒、湿气重的人群在泡浴后会出现风疹、湿疹、关节疼痛，并伴有瘙痒等症状，一般在2小时后逐渐消失，属于好转反应。

（5）身体有瘀结的部位（有的可能是年幼时落下的病根），在血脉经络打通的过程中都会疼痛，经过规定的泡浴次数之后将瘀结部位的血脉或经络打通并修复，疼痛自然消失，瘀结部位的病变隐患也彻底消除。这就是中医所谓"不通则痛，通则不痛"的原理。

（二）并发症

该治疗的并发症较少，有极少数患者可能出现感冒的情况。

【病案举例】

1.中药泡洗技术治疗头晕

某患者，女，38岁，公司职员，于2017年3月初诊。主诉头晕2年，加重1周。患者2年前无诱因头晕，无头痛及肢体瘫痪，血压为155/90 mmHg，间断服用利血平降压，血压控制不详（不经常测量血压）。近1个月改为口服依那普利，每天10 mg，仍有头晕现象，同时自觉乏力，为进一步治疗来诊。患者无胸痛、发热，无呕吐及腹泻，但活动时气短。

查体：体温36.6 ℃，脉搏74次/分钟，呼吸19次/分钟，血压160/95 mmHg。患者神志清楚，自主体位，双肺呼吸音清，心界不大，心率73次/分钟，律齐无杂音。腹部查体无异常。辅助检查：心电图示窦性心律。

治则：平肝息风，活血通络。

组方：野蒺藜20 g，夏枯草10 g，生大黄10 g，赤芍10 g，丹参10 g，玄参10 g，苦参15 g，生栀子15 g，罗布麻叶15 g。

操作方法：患者自行回家泡洗。将上述中药水煎去渣，取液1 000 mL左右，再加入清水2 000 mL左右，倒入深60～80 cm的药浴袋内，双侧腿伸入袋内后，再将药浴袋放入装满40 ℃左右的温水泡洗桶，袋内药液浸润至足三里附近，每次泡洗30分钟左右，每天1～2次，每次间隔3～7小时，每份药液可用3天，1周为1个疗程。

治疗：患者在正常服用降压药的情况下，加用上述中药泡洗治疗，3天后头晕的症状消失，1周后血压平稳。

2.中药泡洗技术治疗膝关节炎

某患者，男，67岁，退休职工，于2017年3月初诊。主诉右膝关节疼痛伴活动障碍1个月余。患者1个月前长途行走后逐渐出现行走时右膝关节疼痛，劳累后疼痛加重，关节活动受限。右膝关节怕冷。

专科检查：双膝关节可闻及摩擦音，以右侧为重。右侧膝眼处饱隆肿胀，皮肤温度不高。辅助检查：血沉检查、抗链球菌溶血素"O"及类风湿因子检查未见异常；关节液为非炎性。膝关节X线侧位片示右侧膝关节股骨内侧髁和外侧髁粗糙，胫股关节面模糊，髌骨关节面变窄，髌骨边缘骨质增生及髌韧带钙化。

诊断：右膝关节骨性关节炎。

治则：活血化瘀，疏经通络。

组方：川芎15 g，川椒15 g，鸡血藤20 g，络石藤20 g，木瓜15 g，路路通15 g，海桐皮15 g，秦艽15 g，伸筋草20 g，透骨草20 g。

操作方法：患者自行回家泡洗。先将上述中药水煎去渣，取液1 000 mL左右，再加清水2 000 mL左右，倒入深度为60～80 cm的药浴袋内，双侧小腿伸入袋内后，一起放入装满40 ℃左右的温水泡洗桶内。袋内药液浸润至足三里附近，每次泡洗30分钟左右，每天1～2次，每次间隔3～7小时，每份药液可用3天，1周为1个疗程。每次泡洗宜加入少量酒（约100 mL）或醋（50 mL）。

治疗：上述方法使用1周后复查，右膝关节怕冷、肿胀症状消失，但仍有无力感。上述组方去川椒、木瓜，加杜仲15 g，续断15 g。1周后诸症缓解。

第二十一节　撮痧疗法

一、起源与发展

撮痧疗法，又称抓痧疗法、捏痧疗法，是在体表特定的部位和穴位，用手指拧成一个橄榄状大小的充血斑点，以激发人体正气驱邪外出，从而达到治疗疾病目的的一种方法。撮痧疗法在我国流传许久，特别是当感受暑湿引起的痧症及不适时，医生在患者前额、前后颈部、胸部、背部、腹部等反复提、捏、扯，直至出现瘀血，对缓解症状起到立竿见影之效。撮痧疗法简单易行，经济实惠，效果明显，在农村广泛应用。

二、主要特点和作用

（一）主要特点

（1）撮痧疗法简单易行，容易操作及掌握。

（2）撮痧疗法经济实惠，治疗成本较低。

（3）撮痧疗法安全可靠，疗效显著。

（二）作用

（1）撮痧疗法通过刺激局部皮下出现瘀血，疏通腠理，驱逐脏腑秽浊之气达于外。

（2）撮痧疗法可调节周身气血流畅，加强血液循环，增强机体免疫力。

三、操作方法

（一）基本手法

1.揪痧法

医生五指屈曲，用食指、中指的第二指间关节对准施治部位，将皮肤和肌肉挟起，然后松开，一挟一放，反复5～6次，直至皮肤出现瘀血。

2.挤痧法

医生两手食指、拇指的指腹相对用力，有规律地相互挤压施治部位，直至皮肤出现紫红色痧斑为度。

3.拧痧法

医生五指屈曲，拇指与食指对准施治部位，用力夹紧并扯起，适度旋转，然后松开，反复10～30次，直至皮肤出现紫红色痧斑为度。

4.推痧法

医生拇指指腹、大鱼际、小鱼际或掌根紧贴相应部位，以适当的压力在局部皮肤上进行单方向直线移动，反复推按20~30次，直至皮肤出现痧斑为度。

5.抓痧法

医生以拇指、食指、中指三指用力或五指并用，在体表相应部位将肌肉迅速抓紧提起后自然松开，手指依次在患者体表移动，交替、持续、均匀地提起施治的部位或穴位，反复操作至皮肤出现痧斑为度。

（二）具体操作

根据治疗经验，撮痧疗法的选穴多在头部、颈部、胸部、腹部、肩部和背部等。

（1）头部。取印堂、双侧太阳，共3处穴位，以揪痧法和挤痧法多用。

（2）颈部。前颈部取廉泉、天突等穴位，后颈部取风池、大椎、大椎直上后发际处及后颈椎棘突旁开1.0~1.5寸，常用挤痧法、拧痧法。

（3）胸部。自璇玑起，分别向左右每隔1寸取一处，共取7处，常用挤痧法、拧痧法。

（4）腹部。取下脘、石门、双侧天枢、气海、中极等穴位，常用抓痧法。

（5）肩部。取双侧肩井，常用挤痧法。

（6）背部。后正中线旁开1.5寸，常用推痧法、抓痧法。

（7）腰部。取命门或有关腧穴，常用揪痧法、拧痧法。

（8）四肢。上肢取曲池、合谷，下肢取委中等穴位，常用揪痧法。

四、疗程

撮痧疗法宜每5~7天治疗1次，4次为1个疗程。

五、适应证

1.头颈部疾病

撮痧疗法可用于治疗头颈部疾病，如头晕、头痛、颈椎病等。

2.肩背部疾病

撮痧疗法可用于治疗肩背部疾病，如落枕、神经根型颈椎病、背肌劳损等。

3.胸腹部疾病

撮痧疗法可用于治疗胸腹部疾病，如反胃、急性胃炎、急性肠炎、痛经、小儿反复腹痛等。

4.腰部及四肢疾病

撮痧疗法可用于治疗腰部及四肢疾病，如腰痛、急性腰扭伤、关节疼痛等。

5.全身性疾病

撮痧疗法可用于治疗全身性疾病，如中暑、发热、咳嗽、伤风、流行性感冒、不寐等。

六、注意事项和禁忌证

（一）注意事项

撮痧疗法的手法轻重程度，选择的穴位数量，以及撮痧次数是根据患者病情、年龄大小及体质情况来决定的。体质壮实者，手法宜重，撮穴宜多；儿童及年老体弱者，手法宜轻，撮穴宜少。当局部出现紫红色痧斑时即可停止操作。根据病情可配合药物、针灸、手法推拿等以增强疗效。撮痧后病情加重者，应及时到医院诊治。

（二）禁忌证

（1）局部皮肤溃疡、痈肿、肿瘤、溃烂及过敏者，禁用撮痧疗法。

（2）皮肤溃烂、损伤或出现炎症者，传染性皮肤病患者，以及凝血功能障碍者均不适用撮痧疗法。

七、治疗后的生理反应及并发症

（一）生理反应

撮痧疗法治疗后局部可能出现隐痛、酸胀感，施术部位会出现紫红色或暗黑色痧斑，一般5～7天可自行消退，无须特殊处理。

（二）并发症

该治疗的并发症较少，有极少数患者可出现施术部位出血的情况。

【病案举例】

1.撮痧疗法治疗肩周炎

某患者，女，56岁，建筑工人，患肩周炎10余年，平素打封闭针及服药治疗，症状可缓解，常因天气变化或外感寒湿而复发，于2020年4月24日来诊。查体：右肩部疼痛，局部压痛明显，伴肩关节活动受限，以外展、上举、内旋、外旋明显，无法正常完成梳头、叉腰等动作。舌淡、边有齿痕，苔白，脉沉缓。采用挤痧法治疗，施术前可先配伍手法推拿以舒筋活络，减轻肩部紧张度，然后取右肩肩井穴及阿是穴有规律地相互挤压，直至皮肤出现紫红色痧斑为度。治疗后患者即感右肩部疼痛减轻，上举、外展活动时疼痛缓解。每7天治疗1次，4次为1个疗程。治疗1个疗程后患者右肩部疼痛明显缓解，活动无明显受限，可顺利完成梳头、叉腰、穿衣等动作。嘱其日常生活中注意防寒保暖，加强功能锻炼，预防病情再复发。

2.撮痧疗法治疗感冒

某患者，男，56岁，农民，3天前受凉后出现鼻塞、流涕、打喷嚏、头痛、全身不适。口服感冒灵后症状无好转，于2020年6月21日来诊。采用揪痧法，用食指、中指的第二指间关节对准印堂，将皮肤和肌肉挟起，然后松开，一挟一放，反复5～6次，直至出现瘀血。风池穴向下至大椎穴采用推痧法，用拇指指腹、小鱼际紧贴相应部位，以适当压力在局部皮肤上进行单方向直线移动，反复推按20～30次，直至皮肤出现瘀斑为度。操作完成后，患者即感症状明显缓解。

第二十二节　放痧疗法

一、起源与发展

放痧疗法，又称挑痧法，是通过针具浅刺体表静脉或点刺穴位出血，以达到治疗疾病目的的中医外治技术。放痧疗法主要有穴位放血、刺络放血、痧筋放血3种。放痧疗法的起源较早，远在石器时代，当人们身体的某一部位偶然被尖石或棘草刺伤出血时，身体的另一处伤痛却意外减轻或消失，于是便产生一种思悟。通过刺破某些部位出血，能减轻或治愈病痛，继而出现了专门用以治疗的石制工具砭石。随着生产力的不断发展，到了铁器时代，出现了由金属制造的针。放痧疗法在我国古代运用十分广泛。数十年来，放痧疗法的治疗范围更加广泛，治疗的症状也扩展至内科、外科、妇科、儿科、五官科等各科疾病，取得了很好的效果。许多医生及研究人员对放痧疗法的治疗经验做进一步总结，对治疗机理也有许多研究及成果。

二、主要特点和作用

（一）主要特点

放痧疗法具有操作简便、适应证广、疗效显著等特点。

（二）作用

放痧疗法能起到舒经活络、调和气血、开窍泻热、祛瘀、消肿、止痛等作用。

三、操作流程

（一）材料准备

放痧疗法常用的针具主要包括一次性三棱针、一次性采血针或其他特制的消毒针具等。

（二）穴位选择

（1）头面部取百会、印堂、太阳。

（2）颈部取大椎、金津、玉液。

（3）肩背部取督脉穴、膀胱经腧穴。

（4）上肢取十宣、少商、曲池、曲泽。

（5）下肢取委中、承山。

（三）消毒

（1）针具消毒。操作前先确认针具在有效的使用时间内，并严格进行消毒。

（2）医生手指消毒。在针刺前，医生应用洗手液或肥皂水清洗双手，待干燥后再用75%乙醇棉球擦拭。在操作过程中，尽量避免手指直接接触针身。

（3）针刺部位消毒。选用75%乙醇或1.5%碘附在施术部位消毒，应从中心向外绕圈进行消毒。皮肤消毒后，切忌再接触污染物。

（四）针刺

医生一手拇指、食指持针柄，中指扶着针尖部，针尖露出3～5 mm，以控制针刺深浅。针刺时，另一手配合提、捏、推、按，或夹持、舒张皮肤等。

（五）放痧技术

（1）点刺法。点刺法是用三棱针快速刺入腧穴并放出少量血液或挤出少量黏液的方法。点刺前，可在拟刺部位或其周围用推、揉、挤、捋等方法，使局部充血，再进行常规消毒。点刺时，用手固定点刺部位，刺手持针，对准所刺部位快速刺入后退出，然后轻轻挤压针孔周围，使出血少许，再用无菌干棉球按压针孔。此法多用于指、趾末端和头部、面部、耳部，如十宣、十二井、印堂、攒竹、耳尖等穴。

（2）刺络法。刺络法是用三棱针刺入浅表血络（静脉）并放出适量血液的方法。操作前，先用止血带结扎在拟刺部位的近心端，进行常规消毒后，押手拇指压在被针刺部位下端，刺手持三棱针对准针刺部位的静脉向心斜刺，刺入2～3 mm，立即出针，放出适量血液后，松开止血带。此法多用于曲泽、委中等穴，治疗急性吐泻、中暑、发热等。

（3）挑刺法。挑刺法是用三棱针挑破腧穴皮肤或挑断皮下纤维组织的方法。施术时，押手按压施术部位两侧，或捏起皮肤使之固定，刺手持针迅速刺入皮肤1～2 mm，随即倾斜针身并挑破皮肤，使之出现少量血液或黏液。也可再刺入5 mm左右，倾斜针身，使针尖轻轻挑起，挑断皮下部分的纤维组织，然后出针，覆盖敷料。此法常用于治疗肩周炎、颈椎病、胃脘痛、失眠、支气管哮喘、血管神经性头痛等。

四、疗程

放痧疗法宜每3~5天治疗1次，4次为1个疗程。

五、适应证

放痧疗法主要适用于各种实证、热证、瘀血、疼痛或某些急性病和慢性病，如昏厥、高热、中风闭证、急性咽喉肿痛、中暑、顽癣、扭挫伤、头痛、肩周炎、丹毒、指（趾）麻木等。

六、注意事项和禁忌证

（一）注意事项

（1）施术前，医生应与患者充分沟通，消除患者疑虑。

（2）出血量较大时，可用敞口器皿盛接，盛接的血液应做无害化处理。患者宜适当休息后才可离开。

（3）医生须避免直接接触患者血液。

（4）血管瘤部位、不明原因的肿块部位禁止针刺。

（5）注意避免伤及大动脉。

（二）禁忌证

凝血功能障碍的患者，禁用放痧疗法。

七、治疗后的生理反应及并发症

（一）生理反应

治疗后局部可能出现酸麻、胀痛的感觉，或少数患者出现局部血肿，一般可自行消退，无须特殊处理。

（二）并发症

该治疗的并发症较少，有极少数患者可出现施术部位大出血或晕针的情况。

1.放痧疗法治疗偏头痛

某患者，女，55岁，2020年5月15日初诊。患者于4年前开始自觉头部左侧疼痛，伴前额部胀痛，多次于当地医院就诊，口服中药等对症治疗后未见明显改善，遂来诊。患者自诉头部左侧及左眼眶周围疼痛不止，头部有发胀感，耳鸣，夜寐多梦，时有口苦，胃纳一般，舌淡红、苔薄白，脉弦细涩。证属风阳上扰清窍，治以祛风止痛、平肝明目为主。选穴以太阳为主穴。前额痛加攒竹或印堂。侧头痛加耳尖或率谷。点刺双侧太阳穴，每穴出血2～5 mL，再点刺双侧攒竹或印堂，每穴挤出血液8～10滴。点刺耳尖或率谷，每穴挤出血液10～20滴。操作完成后，患者感觉头痛、头胀的症状较前缓解，之后每7天治疗1次，4次为1个疗程。患者自诉症状明显缓解，基本痊愈。随访，未复发。

2.放痧疗法治疗痤疮

某患者，男，26岁，于2019年8月就诊。患者颜面反复出现痤疮2年，经中西药治疗无显著疗效来诊。症见两侧面颊及额头毛囊性丘疹、脓疱，背部丘疹较多，有大脓疱，舌红、苔黄腻，脉弦。在疱疹集中部位用三棱针点刺放血，加拔火罐10分钟，术后痛减，经5次治疗，疼痛消失，病愈。随访，未复发。

第二十三节　刮痧疗法

一、起源与发展

刮痧疗法是以中医学理论为指导，用光滑硬质器具（铜钱、瓷匙、水牛角等）钝缘蘸介质（植物油、清水、活血剂等），根据不同的疾病，在人体体表特定的经穴部位进行有规律的刮拭，从而达到防病、治病目的的一种外治疗法。

刮痧疗法起源于远古时期，历史悠久。据有关考古资料记载，在新石器时期的文物中就发现了砭石。砭石是在人体表面进行刺、划、压、刮等操作的一种简单工具，是刮痧疗法所用工具的最原始物体。在《五十二病方》中就有砭石的具体应用，在《扁鹊传》中有最原始的刮痧治病的记录。在元代《仙传外科秘方》中有阳痧、阴痧的辨证施治论述。在明代的《医学正传》中也有关于刮痧治病更详尽、更具体的记载，即"治痧证，或先用热水蘸搭臂膊而以苎麻刮之，甚者针刺十指出血，或以香油灯照视胸背，有红点处皆烙之"。随着社会的发展，人们物质生活水平的不断提高，无毒副作用的刮痧疗法深受广大人民群众喜爱，在防病、治病、保健、养生中发挥越来越大的作用。"痧"是民间对疾病的一种形象说法，它不是某一种单独的疾病，而是一种毒性反应的综合征，是疾病发展变化过程中反映于体表的现象。刮痧疗法是人们在长期生活实践中与疾病做斗争的智慧总结，是我国宝贵的医学遗产之一。刮痧疗法是一种简便、安全，适应范围广，随时随地都可施行的治疗方法，也是一种易学易懂而又行之有效的医疗手段。

二、主要特点和作用

（一）主要特点

（1）刮痧疗法操作简单、方便，且安全有效。

（2）刮痧疗法经济实用，易学易用，且易于推广。

（3）刮痧疗法适应证广。

（二）作用

刮痧疗法具有祛除邪气、疏经通络、活血止痛、清热消肿、祛痰解痉、软坚散结、调和阴阳、畅通气机、扶正祛邪等作用。

三、操作方法

操作时应手持器具，蘸取介质，然后在患者体表的一定部位从上往下，沿左右两侧向外刮动，以皮下呈现一条长形紫红色痧痕为度。刮动时用力均匀，一般采用腕力，同时根据患者的反应随时调整刮动的力量。刮痧疗法常用的操作手法包括平刮、竖刮、斜刮、角刮4种。

（1）平刮。用刮痧板的平边着力于施刮部位上，按一定的方向进行较大面积的平行刮摩。

（2）竖刮。用刮痧板的平边着力于施刮部位上，然后进行较大面积的上下刮摩。

（3）斜刮。斜行刮摩，以平、边、弯着力于施刮部位上，适用于人体某些部位不能进行平刮、竖刮的情况下所采用的操作手法。

（4）角刮。用刮痧板的边、角着力于施刮处，然后进行较小面积的刮摩，如鼻沟处，以及神阙、耳屏、肘窝等部位。

四、疗程

刮痧疗法通常连续治疗7～10次为1个疗程，间隔10天再进行下1个疗程。

五、适应证

1.消化系统疾病

刮痧疗法用于治疗消化系统疾病，如食管贲门失迟缓症、慢性胃肠炎、消化性溃疡、胃食管反流、便秘、胆石症、胆囊炎等。

2.心脑血管疾病

刮痧疗法用于治疗心脑血管疾病，如中风及中风后遗症、高血压、心律失常、冠心病、癫痫等。

3.神经系统疾病

刮痧疗法用于治疗神经系统疾病，如面神经麻痹、三叉神经痛等。

4.呼吸系统疾病

刮痧疗法用于治疗呼吸系统疾病，如感冒、咳嗽、支气管炎、支气管哮喘、肺炎等。

5.内分泌系统疾病

刮痧疗法用于治疗内分泌系统疾病，如肥胖症、高脂血症、糖尿病、甲状腺功能亢进症、甲状腺功能减退症。

6.泌尿系统疾病

刮痧疗法用于治疗泌尿系统疾病，如前列腺炎、前列腺增生、泌尿系结石、阳痿、早泄等。

7.骨科疾病

刮痧疗法用于治疗骨科疾病，如急性腰扭伤、颈椎病、落枕、肩周炎、风湿及类风湿性关节炎、腰椎间盘突出症、膝关节骨性关节炎、慢性腰肌劳损及各种关节疾病等。

8.妇科系统疾病

刮痧疗法用于治疗妇科系统疾病，如痛经、月经不调、闭经、更年期综合征、慢性盆腔炎、不孕症、产后缺乳、产后腹痛、产后发热、乳腺增生性疾病等。

9.儿科系统疾病

刮痧疗法用于治疗儿科系统疾病，如小儿支气管炎、腮腺炎、小儿高热、小儿惊风、小儿厌食症、小儿营养不良、小儿腹泻、小儿遗尿等。

10.五官科疾病

刮痧疗法用于治疗五官科疾病，如急性鼻炎、慢性鼻炎、慢性咽炎、咽神经官能症、牙痛、口腔溃疡、耳鸣、白内障、沙眼等。

11.皮肤科疾病

刮痧疗法用于治疗皮肤科疾病，如湿疹、荨麻疹、痤疮、神经性皮炎、斑秃、白癜风、痤疮等。

六、注意事项和禁忌证

（一）注意事项

（1）一般每个部位刮20～30次，以患者耐受或出痧为度，每次刮拭时间以20～25分钟为宜。

（2）初次刮痧时间不宜过长，手法不宜过重，不可片面追求出痧。

（3）刮出的每个红色痧点或痧斑的部位必须隔7天后才能再次刮拭。

（二）禁忌证

（1）有出血倾向的疾病，如血小板减少症、过敏性紫癜、白血病、血友病等，以及有凝血障碍的患者，不宜刮痧。

（2）危重病症，如急性传染病、严重心脏病的患者，不宜刮痧。

（3）新发生的骨折部位不宜刮痧，外科手术瘢痕处应在手术后2个月方可局部刮痧，恶性肿瘤患者手术瘢痕处慎刮。

（4）传染性皮肤病患者，不宜刮痧。

（5）年老体弱、空腹、过度疲劳、熬夜过度者，不宜刮痧。

（6）对刮痧过度紧张、恐惧或过敏者，不宜刮痧。

（7）孕妇、经期妇女，禁止刮痧。

（8）皮肤有疖肿、痈、瘢痕、溃疡，或原因不明的包块、黑痣处等，不宜刮痧。

（9）急性创伤、扭挫伤的局部，不宜刮痧。

（10）大血管分布处，特别是颈总动脉、心尖搏动处，不宜刮痧。

（11）眼睛、耳孔、鼻孔、舌、口唇等五官处，前后二阴，肚脐（神阙穴）等处，不宜刮痧。

（12）小儿囟门未合时，头颈部禁止刮痧。

（13）尿潴留患者的小腹部慎用重刮。

七、治疗后的生理反应及并发症

（一）生理反应

刮痧后皮肤表面出现红色、紫色、黑色的斑点或斑块的现象，称为"出痧"。刮痧后24～48小时触摸出痧部位有痛感，严重者皮肤可有微微发热。刮出的痧一般5～7天可自行消退，消退的时间与病情的轻重、痧的部位、痧色的深浅有密切关系。

（二）并发症

该治疗的并发症较少。

【病案举例】

1.刮痧疗法治疗支气管哮喘

某患者，女，40岁，反复出现喘息、气促、胸闷、咳嗽等症状，多在凌晨发作，发作时伴哮鸣音，在当地医院对症治疗后症状可缓解，但症状时常反复，于2014年10月23日就诊。刮痧取穴：定喘、风门至肺俞、脾俞至肾俞、太渊、足三里、丰隆穴。操作方法：先刮拭背部定喘、风门、肺俞穴，然后刮脾俞至肾俞，再刮前臂太渊，最后刮下肢足三里、丰隆，以出痧为度，每穴刮10分钟，每天1次，连续治疗10天，可休息7天，再行下一个疗程。因哮喘属顽疾，疗程较长，嘱患者坚持治疗，经治疗3个疗程，自告症状较之前减轻。

2.刮痧疗法治疗痤疮

某患者，男，17岁，颜面部、胸部及肩胛部可见多发的粉刺、丘疹，部分粉刺局部发红，可见脓疱，以颜面部多发，平素饮食不节，嗜食肥甘厚味，于2015年5月18日就诊。刮痧治疗痤疮时刮拭的主要部位为背部、上肢和下肢。取穴：肺俞、肾俞、膈俞、曲池、合谷、血海、足三里、丰隆。先刮肺俞、膈俞、肾俞，然后刮曲池、合谷，最后刮血海、足三里、丰隆。刮背部时，患者取俯卧位，采用直线泻刮法刮拭腰背部正中，刮拭10～20次为宜。用直线重刮法刮拭腰背脊柱两侧，从肺俞开始刮至肾俞，每侧刮10～20次为宜。刮拭前臂外侧手阳明大肠经，重点刮拭曲池穴，可加点压、按揉手法，每侧刮拭10～20次为宜。用直线刮法刮拭下肢外侧的足阳明胃经，从足三里刮到丰隆，每侧刮拭20～30次。用直线刮法刮拭下肢内侧的足太阴脾经，从阴陵泉到三阴交，每侧刮拭20～30次。每天治疗1次，10次为1个疗程，可休息7天，再行下一个疗程。经治疗3个疗程，患者颜面部、胸部及肩胛部痤疮症状减轻，粉刺减少，坚持治疗半年后粉刺、丘疹消失。

第二十四节 小儿膏摩疗法

一、起源与发展

膏摩疗法是将药膏涂抹于体表的治疗部位上，再施以推拿按摩手法，以发挥推拿按摩和药物的综合治疗作用，达到治病、防病和养生、保健目的的一种中医外治法。小儿膏摩疗法是小儿推拿技术的重要分支。

膏摩在我国的发展源远流长，在许多史书中都有记载。膏摩最早的记载见于《素问》"血气形志"中，即"经络不通，病生于不仁，治之以按摩醪药"。"膏摩"一词首次见于汉代张仲景的《金匮要略》一书中，其言："四肢才觉重滞，即导引、吐纳、针灸、膏摩，勿令九窍闭塞。"将膏摩与针灸、导引等外治法并列，用于预防和保健。唐代孙思邈的《千金要方》中记载："小儿虽无病，早起常以膏摩囟上及手足心……治小儿腹热，除热……膏成，以摩心下。"这是将膏摩用于小儿保健的最早记载。小儿膏摩疗法安全、疗效好，副作用少，用于小儿疾病的治疗由来已久，在儿科临床中有着极大的价值。

二、主要特点和作用

（一）主要特点

（1）膏摩疗法既有中药外涂的药物作用，又有推拿按摩疗法疏通经脉、调和气血的作用。"膏"和"摩"须同时应用才能称为膏摩。

（2）小儿膏摩治疗时辩证选用不同剂型的膏摩介质，目前临床上常用的膏摩介质主要有膏剂、油剂、药酒、粉剂、水剂、乳剂、霜剂等。

（3）将按摩手法与药物制剂相结合，以手法助药力可减少药物的毒副作用，安全性较高。由于小儿皮肤娇嫩，使用具有润滑作用的介质，不仅便于推拿手法的施术，还能保护小儿的皮肤。

（二）作用

小儿膏摩疗法可以温通经脉，调理气血，改善脏腑机能，促进小儿健康，补虚泻实，扶正祛邪，预防疾病，养生保健。

三、操作方法

小儿膏摩疗法是先按处方配制软膏，然后将少许软膏涂抹于体表穴位上，再进行按摩治疗。一般多用擦法、摩法、平推法和按揉法。膏摩所用的处方，以活血化瘀、温经散寒、健筋壮骨等药物为主。

四、疗程

小儿膏摩治疗宜每天1～2次，7～10天为1个疗程。

五、适应证

1.消化系统疾病

小儿膏摩疗法用于治疗消化系统疾病，如便秘、厌食症、泄泻、积滞、腹痛、肠系膜淋巴结炎等。

2.肌肉神经系统疾病

小儿膏摩疗法用于治疗肌肉神经系统疾病，如脑瘫、肌性斜颈、癫痫等。

3.呼吸系统疾病

小儿膏摩疗法用于治疗呼吸系统疾病，如感冒、咳嗽、外感发热、咳喘、反复呼吸道感染等。

4.泌尿生殖系统疾病

小儿膏摩疗法用于治疗泌尿生殖系统疾病，如小儿脱肛、小儿遗尿等。

5.其他疾病

小儿膏摩疗法用于治疗其他疾病，如早产低体重儿、暑热症等。

六、注意事项和禁忌证

（一）注意事项

（1）膏摩方中多含有毒性药物，不可入口。

（2）施用膏摩时，应注意防止损伤患儿皮肤。

（二）禁忌证

（1）膏摩部位有皮肤破损、出血、感染者，禁用膏摩治疗。

（2）皮肤高度过敏、传染性皮肤病的患儿，禁止使用膏摩治疗。

（3）各种肿瘤，急性外伤性骨折、脱位，局部明显水肿的患儿，禁止使用膏摩治疗。

（4）患有血小板减少性紫癜、过敏性紫癜、血友病等易导致出血的疾病者，禁用膏摩治疗。

七、治疗后的生理反应及并发症

（一）生理反应

在膏摩治疗后，局部皮肤可能出现充血、泛红，片刻后可恢复正常，属膏摩后的正常反应，一般无须处理。

（二）并发症

小儿膏摩疗法的并发症少，有极少数患者可出现药物性皮炎及皮下少量出血的情况。

【病案举例】

小儿膏摩疗法治疗小儿咳嗽

某患者，男，4岁，2016年12月18日初诊。患儿于3天前因外出受凉出现咳嗽，声重，鼻塞，流清涕，痰稀色白，无气喘、呼吸困难，无抽搐，在家自行口服小儿止咳糖浆治疗，症状无明显好转。1天前咳嗽加重，昼夜均明显。刻下症：神志清楚，精神不佳，形体稍瘦，呼吸尚平稳，口周无青紫，咳嗽频发，双肺呼吸音粗，食少眠差，二便调，舌质淡红，舌苔薄白，指纹浮红，脉浮紧。中医诊断为咳嗽，证属风寒袭肺。治法以疏风散寒、宣肺止咳为主。以五物甘草生摩膏加小儿推拿手法治疗。具体操作如下：患儿取坐位，医生将手搓热后取适量五物甘草生摩膏，先摩囟门3分钟，再开天门、推坎宫、揉太阳、揉耳后高骨各30次，清肺经、推三关各300次，掐二扇门5次后加揉50次，按揉膻中、中脘、足三里及丰隆各50次；患儿取俯卧位，揉风门、肺俞各50次，分推肩胛骨200次，捏脊3次。治疗结束后嘱其多饮温水，禁食生冷刺激之物，注意保暖及休息。患儿在首次治疗后，咳嗽明显减轻，少涕，无痰，饮食及睡眠尚可。继续使用上述方法，经2次治疗后痊愈。出院时外带五物甘草生摩膏，嘱其母亲早起摩于患儿囟门及手足心，作为日常保健。

第二十五节　扶阳罐疗法

一、起源与发展

扶阳罐疗法是利用现代科学技术实现热能、红外线、磁疗的同步导入，集温刮、温灸、推拿、热疗、磁疗、拔罐和远红外线等多种功效于一体，以罐代手，排毒祛瘀，驱寒祛湿，疏通经络，温补阳气，补而不过，祛邪而不伤正，使罐疗操作更加简便，应用更加广泛。在此基础上发展而来的走罐疗法，根据不同的手法和走罐方案可达到温灸、拔罐、刮痧、按摩和药物疗法等功效，临床适应病症更加广泛，涉及多种疾病。

自古以来，医家重视阳气的养护，扶阳养生亦是中医养生法的重要方法之一。《黄帝内经》记载："阳气者，若天与日，失其所，则折寿而不彰，故天运当以日光明。"华佗在《中藏经》中指出："阳者生之本，阴者死之基，阴宜常损，阳宜常益，顺阳者生，顺阴者灭。"近代火神派医学家郑钦安、卢铸之、卢永定深得《黄帝内经》和"医圣"张仲景的重阳奥旨，在继承与创新过程中贯穿扶阳养生治病的指导思想，火神派不断演变成今日的"扶阳学派"。扶阳的重要思想之一，就是主张"治未病"，未病先防，有病早治，使其阳气旺，脏腑功能强健。扶阳罐养生是通过扶阳罐作用于人体的皮肤、经络、部位来达到养生的目的。

二、主要特点和作用

（一）主要特点

补而不过，祛邪而不伤正，是扶阳罐疗法最主要的特点。扶阳罐疗法还具有操作简单、见效快、无毒副作用等特点。

（二）作用

扶阳罐疗法具有温通经络、祛风散寒、扶阳固脱、升阳举陷、扶正祛邪、调和气血、协调阴阳的作用。从现代医学角度论述，扶阳罐疗法能改善血液微循环，软化血管，促进新陈代谢，活化细胞，平衡内分泌，改善组织营养状态，能快速地将阻滞在人体内的病理代谢产物通过皮肤和血液循环排出体外，从而增强和改善人体免疫系统的功能，达到抗衰老、消除疲劳、促进体力恢复的目的。

三、操作方法

（一）扶阳罐温刮

扶阳罐温刮是以温热的扶阳罐陶瓷边缘着力，进行单方向直线或弧线刮拭，从而达到疏通经络、活血化瘀的目的。温刮痧可以更快地增强局部血液循环，使局部组织的温度升高。在扶阳罐的温热刺激下，提高局部组织的痛阈，加上其磁场作用，使紧张或痉挛的肌肉得以舒展，从而减少或消除疼痛。动作要领：医生手持扶阳罐，以罐底陶瓷边缘呈45°角接触皮肤进行直线或弧线刮拭。

（二）扶阳罐温灸

灸法是一种补法，温灸不同的穴位和部位可产生不同的补益作用。扶阳罐温灸是用温热的扶阳罐罐底硅胶平面着力，并固定在体表，然后进行环旋揉动或快速震颤，从而达到温通气血、扶正祛邪、治疗疾病和预防保健的目的。动作要领：医生手持扶阳罐，以罐底硅胶平面接触皮肤进行稍长时间的温灸。扶阳罐恒温控制在50℃左右，温灸前先在体表走罐，待皮肤适应罐的温度后，再停下来对穴位进行温灸。

（三）扶阳罐温推

扶阳罐温推是以温热的扶阳罐罐底面着力，再进行单方向或往返的直线或弧线推动，从而达到行气活血、消瘀散结、扶助阳气的目的。动作要领：医生手持扶阳罐，以温热的罐底面接触体表，按循行方向将罐前1/3稍抬起，沿经络或体表循行。操作时力度重而不滞、轻而不浮，路线不偏斜、不跳跃，缓慢地进行温推。

（四）扶阳罐温拨

扶阳罐温拨是以温热的罐陶瓷边缘着力，置于肌肉、肌腱等组织一侧，做与其走行垂直方向拨动，其状如弹拨琴弦，从而达到剥离粘连、消散结聚、解痉镇痛的目的。动作要领：医生手持扶阳罐略微倾斜，以温热的罐陶瓷边缘压住受术部位或阳性反应点，适当用力往下压，由浅入深，朝向与肌纤维垂直的方向拨动。拨动时应具有渗透力，且罐底边与表皮没有摩擦。拨动频率可快可慢，速度须均匀，力度由轻到重，再由重到轻，刚中有柔。扶阳罐温拨多用于肩背部、颈项、跟腱等处的治疗，具有松解粘连、缓解痉挛、祛瘀止痛、舒筋活血等功效。

四、疗程

扶阳罐疗法宜每天治疗1次，7～14天为1个疗程。

五、适应证

1.疲劳

中医认为，疲劳与五脏失调密切相关。阳气足则精力旺，阳气虚则容易感到疲劳。因此，治疗亚健康的疲劳，可以采用扶阳罐疗法，调节五脏阳气。

2.失眠

失眠在中医归于"不寐""不得眠"的范围。中医认为，失眠多为情志所伤、劳逸过度、久病体虚、饮食不节等，引起阴阳失交，阳不入阴而形成。《黄帝内经》云："胃不和则卧不安。"通过扶阳罐疗法可以补虚泻实，引阳入阴，从阳化阴，达到阴阳平衡的目的。

3.风寒感冒

由风寒之邪侵袭人体肺卫引起的常见外感病，以春、冬季多见。临床以鼻塞、声重、打喷嚏、流清涕、喉痒咳嗽、痰白稀薄、舌淡红、苔薄白、脉浮紧为主要症状。风寒感冒的治法以祛风散寒为主。通过扶阳罐温灸穴位、温刮经络，达到扶正祛邪的目的。

4.颈肩酸痛

颈肩酸痛是长期伏案或整日在电脑前工作的人最常见的亚健康症状

之一，是由颈肩部气血瘀滞所致。温灸、温刮疗法可以舒筋通络，活血化瘀，促进局部新陈代谢，使原本僵硬的肌肉放松，从而调整亚健康状态，提高生活质量。

5.痛经

女子正值月经期或行经前后，出现周期性的小腹疼痛，影响生活及工作。寒邪侵袭，内食生冷或素体阳虚致痛经者，当以温阳散寒为之。扶阳罐疗法具有温通经络、祛风散寒的功效，对痛经者疗效显著。

六、注意事项和禁忌证

（一）注意事项

注意事项已在操作方法中论述。

（二）禁忌证

素体阳胜、热毒、疮疡初期或破溃期，须慎用扶阳罐治疗。

七、治疗后的生理反应及并发症

扶阳罐治疗后可因温阳散寒致月经量多、崩漏。目前暂未发现其他并发症。

【病案举例】

1.扶阳罐疗法治疗慢性疲劳综合征

某患者，男，41岁，司机，2009年4月18日初诊。主诉疲乏无力3年余。2006年5月起常感觉疲乏无力，劳累后加重，休息后无明显改善，伴有全身酸痛，注意力不集中，偶感头晕、气短，舌质淡，苔薄白，脉细弱、无力。曾服大量中西药，但效果不明显。运用扶阳罐温刮、温灸疗法治疗1周，症状大有改善，精力较以前旺盛，腰酸背痛也稍有缓解。连续温灸气海、关元等穴1个月后，整日精力旺盛，腰酸背痛的症状基本消失。

2.扶阳罐疗法治疗失眠

某患者，女，32岁，会计，2009年6月28日初诊。主诉反复失眠4年余，近日来症状加重。多梦易醒，心悸健忘，肢倦神疲，面色少华，舌质淡，脉细弱。通过扶阳罐进行腹部调理后达到引阳入阴、生化气血、养心安神的功效。患者使用扶阳罐温灸腹部时当场入睡，连续治疗半个月，睡眠大为改观，坚持3个月的治疗，睡眠趋于常人。

3.扶阳罐疗法治疗痛经

某患者，女，28岁，2009年7月22日初诊。主诉痛经数年，3天前因食生冷食物，症状加重。发作时小腹剧痛难忍，伴有恶心、呕吐，肢冷汗出，平素经色紫暗，时有血块，舌质紫且有瘀点，苔薄白，脉沉紧。患者就诊时痛苦面容，用扶阳罐温灸相应穴位5分钟后疼痛稍减，10分钟后疼痛消失，温灸部位出现一层水雾。嘱患者经常用扶阳罐温灸小腹，持续3个月后患者痛经基本消失。12月10日回访，该患者痛经已痊愈。

第二十六节　埋线疗法

一、起源与发展

埋线疗法，又称中医穴位埋线，是针灸的延伸治疗方法。埋线疗法主要将羊肠线或其他可吸收蛋白线通过针体置入穴位中，通过长时间的持续温和性刺激相关穴位，调整机体，自我修复和代谢平衡，从而达到调整脏腑、疏通经络的目的。埋线疗法是一种集多方法、多效应于一体的复合式治疗方法。穴位埋线是在传统针具和针法的基础上建立和发展起来的，经历了留针和埋针的雏形期、穴位埋线的萌芽期、临床推广应用的发展期和以辩证选线取穴为特征的成熟期。单纯采用针刺的一般方法来治疗某些顽固性慢性疾病，效果不尽人意，于是产生了留针的方法来巩固疗效，留针正是穴位埋线诞生的重要基础。基于留针，后来又演变成埋针，进一步加强针刺效应，延长刺激的时间。20世纪60年代初，产生了穴位埋藏疗法，当人们摒弃了其他埋藏物（羊、鸡、兔的肾上腺、脑垂体、脂肪，药物，钢圈，磁块等），集中使用可吸收性外科缝线——羊肠线时，便演变为穴位埋线。20世纪70年代后期，穴位埋线的治疗范围不断扩大，除用于治疗慢性病和虚证外，还扩大到治疗急性病、实证等，治疗病种已达100余种，涉及传染科、内科、外科、妇科、儿科、皮肤科、五官科等。

二、主要特点和作用

（一）主要特点

（1）一次埋线相当于针刺10次或数十次的效果，具有疗效持久、安全、便捷的特点。

（2）埋线疗法操作简单，尤其是对慢性病的患者，可以减少就诊的次数。

（3）埋线疗法具有痛苦少、疗效好的特点。

（二）作用

埋线疗法可以协调脏腑，平衡阴阳，疏通经络，调和气血，补虚泻实，扶正祛邪。

三、操作方法

（一）穿刺针埋线法

首先对局部皮肤进行常规消毒，然后用镊子取一段已消毒的长

1～2 cm的羊肠线，放置在腰椎穿刺针针管的前端，然后接针芯。左手拇指、食指绷紧或捏起进针部位的皮肤，右手持针，刺入所需的深度。当出现针感后，边推针芯，边退针管，将羊肠线埋植在穴位的皮下组织或肌层内，针孔处覆盖消毒纱布。也可用9号注射针针头作套管，将长6.67 cm的28号毫针剪去针尖作针芯，将00号长1.0～1.5 cm羊肠线放入针头内并埋入穴位。用特制的埋线针埋线时，先进行局部皮肤消毒，以0.5%～1.0%盐酸普鲁卡因做浸润麻醉，剪取一段羊肠线（一般长约1 cm），将其套在埋线针尖缺口上，两端用血管钳夹住。右手持针，左手持钳，针尖缺口向下以15°～40°方向刺入。当针尖缺口进入皮内后，左手立即将血管钳松开，右手持续进针，直至羊肠线头完全埋入皮下，再进针0.5 cm，随后将针退出，用棉球或纱布压迫针孔片刻，再用纱布敷盖，保护创口。

（二）三角针埋线法

在距离穴位两侧1～2 cm处，用龙胆紫做进出针点的标记。对皮肤进行消毒后，在标记处用0.5%～1.0%的盐酸普鲁卡因做皮内麻醉，用持针器夹住带羊肠线的皮肤缝合针，从一侧局麻点刺入，穿过穴位下方的皮下组织或肌层，从对侧局麻点穿出，捏起两针孔之间的皮紧贴皮肤，再剪断两端线头，放松皮肤，轻轻揉按局部，使羊肠线完全埋入皮下组织。敷盖纱布3～5天。

（三）切开埋线法

在选定的穴位上用0.5%盐酸普鲁卡因做浸润麻醉，用刀尖刺开皮肤（直径0.5～1.0 cm），先将血管钳探到穴位深处，经过浅筋膜达肌层，探找敏感点后按摩数秒钟，休息1～2分钟。然后将长0.5～1.0 cm的羊肠线4～5根埋于肌层内。羊肠线不能埋在脂肪层或埋入过浅，防止不易吸收或感染。切口处用丝线缝合，盖上消毒纱布，5～7天后拆去丝线。

四、疗程

埋线疗法宜每2～4周1次，3个月为1个疗程。

五、适应证

埋线疗法的适应范围非常广泛，主要用于治疗各种慢性疾病，需要较长时间进行针灸治疗者，如慢性肠炎、慢性咽炎、腰椎间盘突出症、坐骨神经痛等患者，也常常用于美容、减肥、保健等项目，以及治疗痤疮、黄褐斑、肥胖及人体疲劳综合征等。

六、注意事项和禁忌证

（一）注意事项

（1）严格无菌操作，防止感染。三角针埋线时操作应轻、准，防止断针。

（2）埋线应埋在皮下组织与肌肉之间，肌肉丰满的地方可埋入肌层，羊肠线不可暴露在皮肤外面。

（3）根据不同部位，掌握埋线的深度，不能伤及内脏、大血管和神经干（不应直接结扎神经和血管），避免造成功能障碍和疼痛。

（4）皮肤局部感染或有溃疡时不宜埋线。肺结核活动期、骨结核、严重心脏病或妊娠期等患者均不宜使用本法。

（5）剩余的羊肠线可浸泡在70%酒精中，或用新洁尔灭处理，临用时再用生理盐水浸泡。

（6）在一个穴位上做多次治疗时，应偏离前次治疗的部位。

（7）注意患者术后反应，有异常现象应及时处理。

（二）禁忌证

（1）禁止在皮肤有感染、破损、溃疡处针灸埋线，避免引起感染等不良后果。

（2）凡患有严重皮肤病、严重糖尿病及由各种疾病引起的皮肤和皮下组织吸收、修复功能低下者均不宜使用埋线疗法。

（3）有出血倾向的患者慎用埋线疗法。

（4）患者精神紧张、大汗、劳累或饥饿时，慎用埋线疗法。

（5）女性月经期慎用埋线疗法。

（6）孕妇禁止在腹部、腰骶部及合谷、三阴交等处埋线。

（7）7岁以下儿童慎用或禁用埋线疗法。

七、治疗后的生理反应及异常情况处理

（一）生理反应

由于刺激损伤及羊肠线（异性蛋白）刺激，在1～5天内，局部可出现红、肿、痛、热等无菌性炎症反应。少数患者反应较重，切口处有少量渗出液，属于正常现象，一般不需要处理。若渗出液较多，且凸出于皮肤表面时，可将乳白色渗出液挤出，用70%酒精棉球擦拭，再覆盖消毒纱布。施术后患处局部温度会升高，可持续3～7天。少数患者可有全身反应，即埋线后4～24小时内体温上升，一般在38℃左右，局部无感染现象，持续2～4天后体温恢复正常。埋线后还可出现白细胞总数及中性多形核细胞计数增高的现象，应注意观察。

（二）异常情况处理

（1）少数患者在治疗过程中因医生不严格执行无菌操作或伤口保护不好，造成感染，一般在治疗后3～4天出现局部红肿、疼痛加剧，并伴有发热，应予以局部热敷及抗感染处理。

（2）个别患者对羊肠线过敏，治疗后出现局部红肿、瘙痒、发热等反应，甚至切口处脂肪液化，羊肠线溢出，应适当做抗过敏处理。

（3）神经损伤，如感觉神经损伤，出现神经分布区皮肤感觉障碍；运动神经损伤，出现所支配的肌肉群瘫痪，如损伤坐骨神经、腓神经，引

起足下垂和足拇指不能背屈。若发生上述现象，应及时抽出羊肠线，并给予适当处理。

【病案举例】

埋线疗法治疗胃脘部闷胀

某患者，女，52岁，反复胃脘部闷胀不适5年余，发作时伴有反酸、恶心欲呕、纳差，夜寐一般，大便偏溏，小便正常。曾3次行胃镜检查均提示慢性非萎缩性胃炎，且曾接受中西药治疗后疗效不明显而来就诊。查体：舌淡胖，齿痕明显，苔白腻，脉滑细。

选双侧脾俞透胃俞，双侧足三里穴位。嘱患者取俯卧位，标定脾俞穴，用碘酊及酒精严格消毒后，戴上消毒手套，用0.20%利多卡因做穴位局部浸润麻醉。然后剪取长3 cm的0～1号络制羊肠线，用小镊子将其穿入制作好的9号腰椎穿刺针管中，再做垂直快速进针，当针尖到达皮下组织及背阔肌之间时，迅速调整针尖方向，以15°角向下透刺胃俞穴，当针到达胃俞穴时寻找强烈针感向上腹部放射后，缓慢退针，边退针，边推针芯，回至脾俞穴后拔针，用干棉球按压针孔片刻，再用胶布固定。操作完成后令患者仰卧，行双侧足三里埋线，操作同上。1次即为1个疗程，10天后行第二个疗程。该患者治疗4个疗程后，胃脘部闷胀不适发作的次数明显减少，诸症有所减轻。经胃镜复查，见胃内阳性体征消失。

后　记

　　编写《特色中医外治法的挖掘》一书是辛苦的，也是喜悦的，且喜悦居多，因为这是一次奇妙的"创造"之旅。

　　本书内容丰富，凝聚了很多人的心血。尽管有些同仁并未直接为本书撰稿，但为了同一目标，长年累月地探索，在中医外治技术的非医学领域开展创造性的实践，不断积累经验，在临床及康复等方面为本书提供了丰富的素材。因此，他们同样是本书的重要作者。对此，我们深表敬意和感谢。

　　我们认为，中医临床诊疗疾病是一门系统工程，中医外治更是如此，因为它涉及方方面面。"上医治未病"最早源自《黄帝内经》的记载："上工治未病，不治已病，此之谓也。""治"为治理管理的意思；"治未病"即采取相应的措施，防止疾病的发生和发展，其在中医的主要思想是未病先防和既病防变。在中医发展的过程中，一直提倡"未病先防、既病防变"的理念。借助"治未病"的养生思想，临床上所积累的中医外治的案例不计其数，这是探索中医现代教学与临床治疗相结合的最好范例。鉴于此，我们进一步对中医外治技术的防治经验进行总结，并将具有典型意义的个案整理成册，使现代中医外治技术更加丰富。希望本书能帮助更多的患者和中医爱好者进一步了解中医外治法，也希望广大中医学专业的学生在学习本书时有滋有味，遂有志于中医，为新世纪中医学的复兴贡献力量。